抗精神病薬受容体の発見ものがたり

——精神病の究明を目指して——

著
ニール・シーマン
フィリップ・シーマン
渡辺 雅幸

訳
渡辺 雅幸

星 和 書 店

Seiwa Shoten Publishers

2-5 Kamitakaido 1-Chome
Suginamiku Tokyo 168-0074, Japan

Psychosis

Discovery of the Antipsychotic Receptor

by

Neil Seeman

Philip Seeman

Masayuki Watanabe

Translated from English

by

Masayuki Watanabe

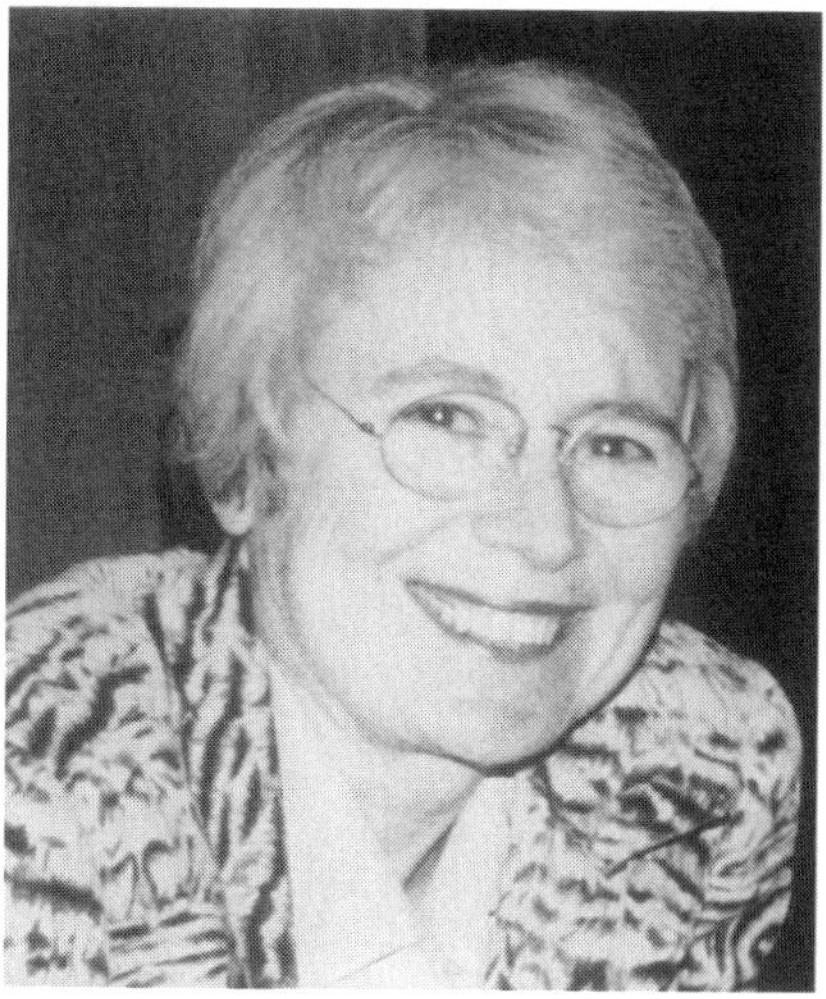

この本をメアリー・ヴァイオレット・シーマン（Mary Violette Seeman）に捧げる。彼女はシーマン一家をいつも，激励し，愛し，教え，支えてくれた。

（写真はメアリー・ヴァイオレット・シーマン。フィリップ・シーマンの妻　精神科医）

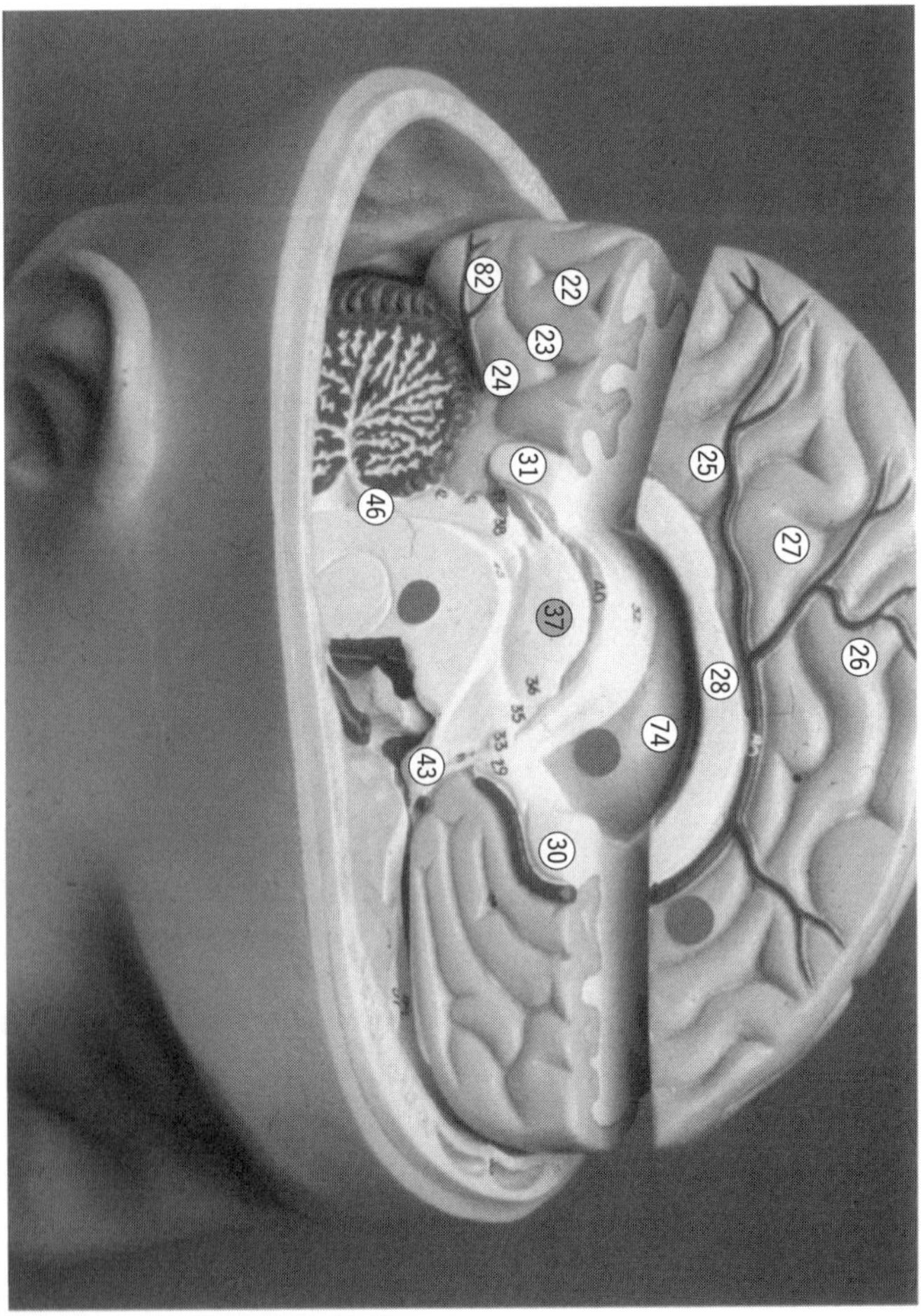
82
22
23
24
31
46
25
27
37
40
26
28
74
43
30

人脳の領域

3つの円：脳幹《のうかん》（腹側被蓋野《ふくそくひがいや》〔VTA, Ventral Tegmental Area〕）からのドーパミン神経細胞は74（線条体《せんじようたい》）と帯状皮質《たいじようひしつ》（28の上）へ到達する。

22，23，24：後頭皮質《こうとうひしつ》

25，26，27：頭頂皮質《とうちようひしつ》

28，30，31：脳梁《のうりよう》（左脳と右脳を結ぶ）

37：視床《ししよう》

43：下垂体《かすいたい》

46：小脳《しようのう》

74：線条体（被殻《ひかく》＋尾状核《びじようかく》）

82：後頭皮質（視覚）

（フィリップ・シーマンにより撮影）

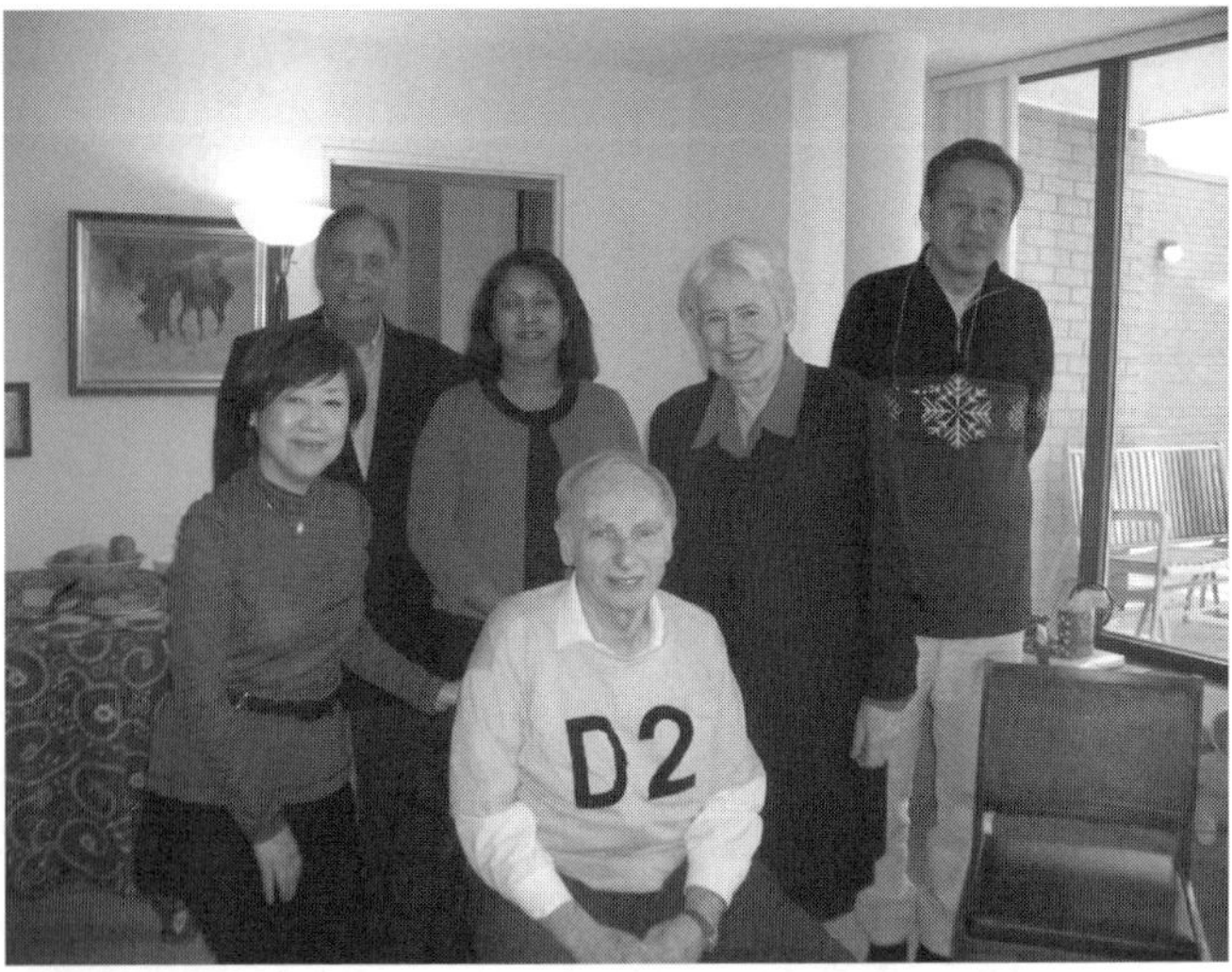

2008 年 12 月，トロントのフィリップ・シーマン教授の自宅にて撮影。

後列（左から右へ）
アナン・バール（スーザン・ジョージの夫），スーザン・ジョージ，メアリー・シーマン，渡辺雅幸

前列
渡辺弘美（渡辺雅幸の妻），フィリップ・シーマン

本書は科学、ミステリー、医学の冒険物語である。長年にわたり医学研究者にとってエベレスト級の挑戦であった統合失調症という病気は、抗精神病薬受容体発見によって主要な科学的根拠と支援を受けたのであった。その発見は抗精神病薬治療の根拠を提供し、さらに、幻覚、妄想、異常な思考の原因を見るための脳内への窓を提供したのである。この本は混乱した思考に関する生化学的根拠への最も興奮する探究について記述している。

この本は次のような人に推奨される。

- 研究の進路に強い興味を持つ若い神経科学者たち
- 病院の精神科研修医たち、精神医学、心理学、脳化学、薬理学、生理学、分子生物学を学ぶ学生たち
- 統合失調症の基盤と治療に関心のある家族や患者たち
- 神経精神薬理学の専門家たち
- 科学の歴史、脳の働く仕組み、研究の進展に関心のある一般の人たち
- 精神医学や社会における科学の発展や影響に関心のある社会学者や歴史家たち

日本語版への序文

渡辺雅幸博士が私たちの著書の共著者および翻訳者として加わっていただくことは、喜びであり名誉とするところです。渡辺雅幸とフィリップ・シーマンはスーザン・ジョージ博士と共に、多くのドーパミンに関連する研究計画に共同して参画し、成功をおさめてきました。

統合失調症という病は、他の国々と同様に、日本においても長い間、謎でありました。しかし、統合失調症は、日本において、長年にわたり、独自に生物医学研究者の心をとらえ続けてきました。それゆえ、この本が日本において出版されることは、日本人研究者たちの特別な関心を引くことになるでしょう。

過去数年にわたり、国際学界は、ジャック・ヴァン・ロッスムこそがドーパミン受容体の存在という仮説をたて、また統合失調症のドーパミン説を発展させた最初の学者であったとの認識を持ち始めています。この本の次に示すまえがきに書かれているように、一九六六年から一九六七年のヴァン・ロッスムのアイデアは時間の検証に耐え続けたのです。一九七五年のトロント大学における、脳内の抗精神病薬標的（当初、抗精神病薬／ドーパミン受容体と命名され、後に、ドーパミンD2受容体と名づけられた）の発見は、ヴァン・ロッスムの統合失調症のドーパミン説の最初の確証を提供したのです。この本はその発見についての物語です。

二〇一一年一月一日

ニール・シーマン
フィリップ・シーマン

まえがき

抗精神病薬*が脳内でどのように作用するかを発見したのは誰なのかについて関心をもつのはなぜだろうか？　今日のようなごまかしの多い時代において、誰が科学上の進歩をもたらし、そのような進歩がどのように生じたのかといった科学的進歩についての真実を説明することは、知的誠実さと関連する問題なのである。

オレー・ホルニキービッチ*（Oleh Hornykiewicz）がL-ドーパをパーキンソン病*患者に注射してその症状を改善させてから長年の時が経過して後、二〇〇〇年度のノーベル賞選定委員会は、ウサギにL-ドーパを投与すると、その行動が変化するとともに、脳内ドーパミンを増加させることを発見したカールソン*（A. Carlsson）に医学・生理学賞を授与したのであった。しかしながら、ノーベル賞選定委員会のウェブサイトは、「カー

＊抗精神病薬　主に、統合失調症の治療に使用される薬剤。

＊オレー・ホルニキービッチ　オーストリアの医学者。

＊パーキンソン病　手の震え、筋肉の緊張亢進、身体の動きにくさ、転倒しやすさなど主に運動機能障害の症状を生じる、神経内科的疾患である。脳内のドーパミンという神経伝達物質が減少して生じる病気である。L-ドーパは動物や人間に投与されると、脳内でドーパミンとなり、脳内のドーパミン濃度を増加させてパーキンソン病症状を改善する。

＊カールソン　スウェーデンの薬理学者。二〇〇〇年度、ノーベル医学・生理学賞受賞者。

ルソンは統合失調症*の治療に主に使用される抗精神病薬がドーパミン受容体を遮断することによって、シナプス*での神経伝達に影響することを発見した」とも述べていたのである。しかし、この記述は誤りである。なぜならカールソンとリンドクビスト（Lindqvist）(15)は、抗精神病薬投与が脳内のいくつかの経路においていくつかの物質の代謝亢進を引き起こしたことを発見したのであった。そして、彼らの研究はドーパミン受容体を間接的にも直接的にも発見したわけではなく、抗精神病薬が選択的にドーパミン受容体を遮断するとの証拠も示したものではなかったのである。この本はそのあたりの記録をはっきりさせておくものである。

実際のところ、抗精神病薬の受容体は、それはドーパミン受容体そのものでもあるが、一九七五年にトロント大学のフィリップ・シーマン（Philip Seeman）によって発見されたのである。カールソンとリンドクビストはただ単に、抗精神病薬が（ノルアドレナリン、セロトニン、ドーパミン受容体を含む）モノアミン*の受容体を遮断しているのかもしれないと推測しただけであり、抗精神病薬が選択的にドーパミン受容体を遮断するという直接的証拠も間接的証拠も得たわけではなかった。抗精神病薬が

＊統合失調症　青年期に発症し、幻覚、妄想などの症状を生じることが多い。慢性の経過をたどり、人格変化をきたすこともある重大な精神疾患である。ほぼ一〇〇人に一人の発症頻度であり、かなり多い病気である。かつて、精神分裂病と呼ばれていた。

＊シナプス　神経細胞同士の接続部分のこと。

＊モノアミン　脳内の神経細胞間の情報伝達を担っている神経伝達物質の主要なグループ。このモノアミンといわれるグループの中に、さらにノルアドレナリン、セロトニン、ドーパミンが含まれる。

ドーパミン受容体を選択的に遮断しているとの直接的証明はシーマン、チャウ・ウォン（Chau-Wong）、テデスコ（Tedesco）、ウォン（Wong）の連名で合衆国科学アカデミー紀要誌*（ＰＮＡＳ）に発表された一九七五年の論文[146]が最初のものであった。なおその論文はインスリンの発見者チャールズ・ベスト*博士（Charles Best）によって伝達*されたものである。

　実際のところ、抗精神病薬受容体についてのシーマンの探究は一九六三年に開始され、科学に特有の紆余曲折《うよきょくせつ》に満ちた追究の後、一九七四年から一九七五年にかけての抗精神病薬／ドーパミン受容体の発見へと上《のぼ》りつめていったのである。今日のインターネットの時代においては、不適切な主張が力を得て、定着してしまうことがあるので、記録を正しいものにしておくことは重要なのである。さらに付け加えると、統合失調症や精神病の治療は現在でも基本的には、一九七五年のＰＮＡＳ誌の論文に掲載されたデータに基づいた抗精神病薬のデザインに基づいているのであって、それ以前に発見された研究に基づいているのではないのである。事実、今日でも新規に合成される抗精神病薬の実際の臨床投与量は、ＰＮＡＳ誌の論文に掲載されたデータの相関から予測することが可能なのである。つまり、

＊合衆国科学アカデミー紀要誌（ＰＮＡＳ）　米国の権威ある科学学術雑誌。

＊チャールズ・ベスト　トロント大学においてバンチング（F. Banting）と協働してインスリンを発見した。ノーベル賞はバンチングと、バンチングに研究施設を提供したマクラウド（J. Macleod）とが共同受賞し、ベストは受賞しなかった。そのことについては当時から問題とされている。今日、多くの医学書にはインスリンの発見者はバンチングとベストであると記載されている。

＊論文の伝達　巻末の注参照。

試験管内で調べられる薬剤の力価から、ヒトにおける一日の投与量を直接的に知ることができるのである。結局、抗精神病薬が作用する*ドーパミンD2受容体部位についての厳密な探索が、ドーパミン受容体の高親和性状態、すなわち受容体のD2High状態をコントロールする生化学的異常や要因への新しい探究への道筋を開いたのであった。

一九六六年から一九六七年にかけてジャック・ヴァン・ロッスム[188,189]（Jacque van Rossum）によって初めて提唱された*統合失調症のドーパミン仮説は、時の試練に耐え続け、この疾患の最も確立された理論的根拠であり続けている。一九七五年のトロント大学における脳内の抗精神病薬の標的（当初は抗精神病薬／ドーパミン受容体と命名され、後にドーパミンD2受容体と再命名された）の発見は、ヴァン・ロッスムの統合失調症のドーパミン仮説の最初の確認であった。この本はその発見についての物語である。

公的な記録を正すために、この発見の物語について、当初どのようにまた何ゆえに始まったのかということから、今日に至るまでの状況を逐一述べていくことは当然であろう。さらに、この物語を語る中で、抗精神病薬

＊ドーパミンD2受容体　ドーパミンを受け取る受容体の一種。ドーパミン受容体にはD2以外にも、D1、D3、D4、D5受容体の計五種類が存在する。抗精神病薬はD2タイプのドーパミン受容体に結合する。

＊統合失調症のドーパミン仮説　統合失調症患者の脳内では、神経伝達物質ドーパミンによる情報伝達が過剰に生じているとの説。

＊幻覚　実際には存在しないものが、存在するかのように

受容体の発見は、統合失調症の生化学的、臨床的側面と緊密に関連してきたことを述べることにもなるのである。

統合失調症は脳の中のどこにあるのだろう？　脳内のどのようなタンパク質が統合失調症の幻覚*、妄想*、病的思考を引き起こす責任者なのであろうか？　このような質問に答えることが可能な実験進路は何であろうか？　試験管内の発見が、統合失調症患者のよりよい診断や治療へと導くことが可能なのだろうか？　これらが「精神病*」についての、いくつかの質問である。

その発見は重要なものであった。なぜなら幻覚や妄想には確固とした生物学的根拠があり、このような精神病症状はドーパミンD2受容体に作用する薬剤によってコントロールすることができ、この病気の原因としてもはや「統合失調症を作る母親*」を非難する必要がなくなったからである。

もちろん、統合失調症または精神病の生物学的理論は他にも多く存在する。これらについては、この本では述べられていない。なぜなら、それらの各理論をカバーするためには、またそれぞれ別の本を書く必要があるからである。しかしながら、一連の驚くべき実験結果を基に、この本の中の

知覚すること。実際には存在しないものが見えるときは、幻視があるという。実際には存在しない人の声が聞こえてくる場合は、幻聴があるという。統合失調症では幻聴が多い。

***妄想**　ある人があり得ないことを信じ込んでいて、訂正不能の場合に妄想があるという。統合失調症では、自分が他人によって迫害されていると信じ込む被害妄想が多い。

***精神病**　精神障害の中でも重症で、幻覚妄想などに支配されて現実的能力が低下し、日常生活でもさまざまな支障を生じる病態を指す。統合失調症や、重い気分障害（躁うつ病）を指すことが多い。

***統合失調症を作る母親**　巻末の注参照。

一つの章（突破口）において、統合失調症に関する多くの理論やモデルを一つに統合する証拠を呈示する。事実、統一原理は現在の統合失調症治療の根底に直接関わるものである。

目次

第1章 思考について思考する

科学者の人生と科学との間には分離はありえない。アインシュタイン*(Einstein)が小さい頃に遊んでいた懐中電灯が、光*の速度は一定かどうか(これは相対性理論*の主な要素である)という、彼の疑問の引きがねになったと言われている。ウォルター・アイザクソン(Walter Isaacson)は『アインシュタイン、彼の人生と宇宙』の中で、アインシュタインは十二歳の時、アーロン・バーンスタイン(Aaron Bernstein)著『自然科学についての国民書』という好評を博した挿し絵入りの本を読むことによって、光速の問題について大きな影響を受けたと書いている。人生と科学は、人生と芸術のように、織りあわされたものである。この本にもそれが書か

***アインシュタイン**　有名な理論物理学者。

***光の速度は一定**　光速度不変の原理。これは、「慣性系で観測する光の速度は真空中でつねに一定で、どのようなものも光速を超えられない」との原理。相対性理論の根拠となった。

***相対性理論**　巻末の注参照。

れている。

　物事はどのように作動しているのだろうか？　それはどのように構築されたのか？　殺人犯は誰なのだろう？　それは一体全体どのようなものなのだろうか？　冒険、謎、暗号文、ゲーム、こういったことが何時間も、何日も、何週間もフィリップ・シーマンを引きつけてやまないものであった。つまり、*エラリー・クイーンの推理小説、*トム・ソーヤーや*ハック・フィンの冒険、*エドガー・アラン・ポーの忘れられない物語、特に、*『黄金虫』における暗号文、幽霊の物語、*ジュール・ヴェルヌの冒険物などである。一九四〇年代、そして第二次世界大戦時の*モントリオールがそれらの背景であった。彼は棄《す》てられたタバコ箱の裏に描かれていた、さまざまな戦闘機の絵を収集していた。彼はすべての飛行機の名前を覚えていた。そして街路でホッケーをして遊ぶ友人がいないときには、自分がパイロットであると空想することが多かった。冒険と発見がすべてであり、これこそ彼が科学の中で探し求めたものであった。

　彼はシリアル箱を材料にして、車、トロリー車、鉄道車、ボウリング・レーン、家などの細工物を絶え間なく、作り出していた。彼は、祖父のジ

＊エラリー・クイーン　アメリカの代表的な推理小説家。『Yの悲劇』などの傑作がある。

＊トム・ソーヤー、ハック・フィン　いずれもアメリカの作家、マーク・トウェインの書いた少年向け冒険小説に登場する人物名。

＊エドガー・アラン・ポー　アメリカの作家・詩人。推理小説や怪奇・幻想小説を書いた。

＊『黄金虫』　ポーの書いた短編推理小説。暗号文の解読についての物語である。

＊ジュール・ヴェルヌ　フランスのSF作家。

＊モントリオール　カナダ・ケベック州にある都市。ケベック州はフランス語圏だが、モントリオールには多くの英語を話す住民が居住している。

ェイコブ（Jacob）がニューヨークへの訪問販売旅行からお土産に持ち帰った汽車のセットを楽しんでいた。テーブルや椅子の周りの軌道の上に機関車を置けるように作り上げていった。メカノ・エレクター社のセットは、どのような物でも組み立てることができるように見えたので、最上のものであった。彼のお気に入りはモーターを伴うクレーンを作ることだった。このような子供時代の活動が、基礎から、特に「思考」以外には何もないところから、物を作り出すというシーマンの資質の基になった。

シーマンの家族は一九三六年にカナダ中部のウィニペグからケベック州のモントリオールへとやって来た。荒廃したヅルス街から中産階級の住むブライトン街へと少なくとも四回の引っ越しを行った。このようなグレードアップは、祖父ジェイコブ・シーマンの絶え間ない勤勉な仕事による収入の賜物であった。この祖父から伝えられた仕事への絶え間ない取り組みは、子供のころに吸収されたシーマンにとっての教訓であり、これは後に科学の面で実行されることとなった。

モントリオールのバロン・ビング高校でのフィリップ・シーマンの経験はビジネス世界への彼のやる気をなくさせるものだった。一九五〇年度の高校年報の編集者として、素晴らしいオレンジ色と青色の表紙をもった本の刊行費用の一四〇〇ドルを集めるために、彼は一件二十五ドルの広告料を求めて氷雪の中をとぼとぼ歩き回った。彼は卒業時に一一〇〇ドルしか獲得できず、学校に三〇〇ドルの赤字を残すことになった。彼は現在でもそのことに罪悪感を感じている。

彼にとって、明らかに、科学の方がビジネスでの経歴よりも、より自然であり、より満足させるものがあった。人文科学はあまり面白そうではなかった。モントリオールの名門、マギル大学では、微積分学と心理学の科目は社会学よりも、やりがいのあるものであった。

しかし、マギル大学の有名な心理学者ドナルド・ヘッブ*（Donald Hebb）の講義はあまり感動させるものではなかった。彼の黒板上での終わりのない矢印の板書は意味のないものであった。各矢印は電気インパルス*を発射する神経細胞*を示しているのであった。そして、二つの矢印が三つ目の神経細胞に到達すると、二つのインパルスは互いに強化しあい、「シナプス*伝達を増強する」のである。

その「増強」は一種の小記憶、または記憶の単位、または、それが正し

＊ドナルド・ヘッブ　巻末の注参照。

＊電気インパルス　神経細胞は、活動電位という電気活動を発生させる機能を持っている。活動電位が発生したときに、神経細胞が興奮（発火）したと表現する。活動電位は、神経細胞体で発生し、軸索（神経線維）を伝わって、神経終末にまで到達する。このように、興奮が軸索中を伝わっていくことを伝導という。この興奮伝導のことを、電気インパルスという。

＊神経細胞　脳の中に存在して、活動電位（電気インパルス）を発生させ、脳内の情報処理を行い、ひいては人間の思考活動をも生じさせている細胞を神経細胞（ニューロン：neuron）という。

＊シナプス　巻末の注参照。

いか誤りであるかは別として、少なくともヘッブが学生たちに残したある印象であった。それはすべてがなんとなく漠然としたものであった。事実、その心理学の授業は極めて混沌としたものだったので、その講義が一体何についてのものかを見いだすために、その科目についての何冊かの本を読まなければならないと思わせるものだった。

しかしその科目の本を読んでも、記憶の単位の神経細胞的基礎を説明するのに役立つものではなかった。事実、今日に至るまで、記憶の単位は明らかにされてもいないし、提唱されてもいない。おそらく記憶の単位に最も近い事象は長期増強*（Long-Term Potentiation：ＬＴＰ）、または長期抑制（Long Term Depression）である。長期増強（ＬＴＰ）は、シナプス結合部で活動が反復された後、シナプス伝達が増強されることである。

シナプスまたはシナプス結合部の主要な単位は、（シナプス前の）神経終末と（シナプス後の）受容体である。

今日、長期増強（ＬＴＰ）はグルタミン酸関連の化学伝達物質によって受容体が反復して活動することによって生じることが知られている。この

＊長期増強（ＬＴＰ）、長期抑制　哺乳類の脳を実験材料にして、シナプス前軸索（入力線維）に高頻度電気刺激（一〇〇ヘルツ程度で数秒間）が行われると、シナプス後細胞集団の電気的興奮が長期間、増強される現象を長期増強という。つまり、シナプス前神経細胞とシナプス後神経細胞がともに高頻度で発火すると、シナプスの伝達効率が増加する。これに対し、低頻度の発火では、シナプスの伝達効率が低下するが、これを長期抑制という。長期増強は脳内の記憶に関する部位である海馬で顕著に生じ、その増強効果が数週間も持続するので、記憶形成に関連しているとの説が強い。この興奮を引き起こす伝達物質はグルタミン酸である。

ような受容体はNMDA*受容体ないしAMPA*受容体である。

しかし、一九五〇年代ではシナプス増強の基礎はまだ知られていなかった。事実、その当時の神経科学学会の関心事はシナプスでの伝達は電気的なものか、化学的なものかということであった。

例えば、エックルス*（J.C. Eccles）のような電気生理学者は神経細胞の電気インパルスはシナプスを超えて、隣接する神経細胞に電気的に伝えられると信じていた。しかし、生化学者や薬理学者たちはシナプスを乗り越える伝達は化学的なものであると反論していた。化学伝達仮説は、脊髄からの運動神経細胞はその神経末端から筋肉にアセチルコリン*を放出しており、したがって、脊髄内部におけるその細胞分枝の終末においてもアセチルコリンを放出しているに違いないとの事実によって支持されていた。*

エックルスがガラス製の微小電極をシナプス前とシナプス後神経細胞のそれぞれに置き、電気インパルスは一つの細胞から他の細胞に電気的には伝わらないことを発見したことによって、この論争は最終的に決着した。皮肉なことに、その後、長い年月が経過し、化学伝達が幅広く認められるようになった一九九〇年代になって、脳内の少数の神経細胞と神経細胞の

*NMDA受容体、AMPA受容体　巻末の注参照。
*エックルス　オーストラリアの神経生理学者。ノーベル医学生理学賞を受賞。
*アセチルコリン　神経伝達物質の中の一つ。骨格筋を支配する運動神経細胞、自律神経系の副交感神経、脳内など、さまざまな部位で情報伝達を担っている。
***脊髄内部におけるその細胞分枝の終末においてもアセチルコリンを放出しているに違いない**　脊髄内部に存在する運動神経細胞は、軸索が脊髄から出て、さらにその終末が筋肉細胞と接続している。運動神経細胞の末端からアセチルコリンが放出されると、筋肉細胞のアセチルコリン受容体に結合して筋肉収縮が起こる仕組みになっている。運動

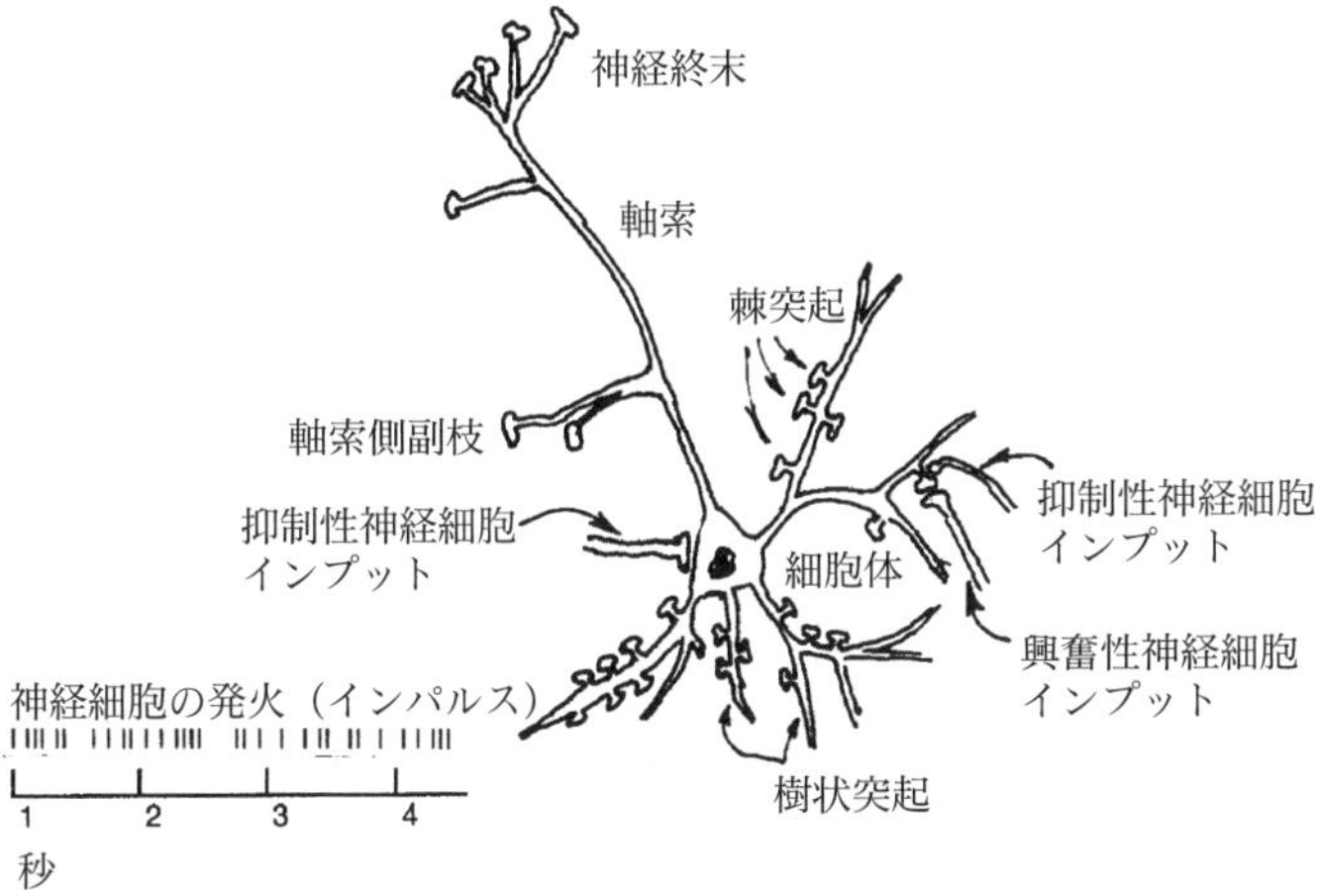

大脳皮質から分離した神経細胞。興奮性神経細胞は通常，樹状突起上の数千もの棘突起に接続し，入力（インプット）を供給する。抑制性神経細胞は通常，棘突起へ流入する興奮性インプットに対抗するために，神経細胞体や棘突起の側面に作用する。神経細胞は一般的に毎秒5回程度，自発的にインパルスを発火する。いくつかの神経細胞はインパルスの集中発火を行ったり，それ以外の周期で発火する。（フィリップ・シーマン描く）

神経細胞の軸索は脊髄内で枝分かれするものもあり、それら（細胞分枝の終末）は脊髄内の他の神経細胞にシナプスを作って接続している。脊髄も脳と同じく中枢神経系に属するので、このことは中枢神経系内のシナプス伝達はアセチルコリンなどによって化学的に行われているものもあることを示唆することになる。

結合が電気的に連結されていることが発見されたのであった。

神経系の最も基本的な性質に関するこの活気ある国際的論争は、シーマンを含む学生たちに多大な影響を与えた。彼は多くの時間を、神経系の本や論文、とりわけ、神経系内部に自動的内因性リズム（神経系内で自動的に活性化するようなシステム）が存在するかどうかの問題を読むことに費やした。

つまり、神経系における最小単位、または活動の基礎単位、または「思考」の基礎単位は何だろうかという問題である。基本的「思考単位」は一つの神経細胞なのか、一群の神経細胞なのか、脳の一領域なのか、または相互に作用しあう多くの脳領域なのであろうか？

例えば、前の図に示されている神経細胞は孤立したものではなく、抑制*性ないし興奮*性の多くの神経細胞からの多数の入力を受けている。事実、中枢神経系内の各神経細胞は、他の神経細胞群と平均して七〇〇〇のシナプスを介して連絡しているのである。人脳には一〇〇〇億の神経細胞と約二〇〇兆のシナプスが存在するのである。

マギル大学で、シーマンは生理学部門のアーノルド・バーゲン（Ar-

＊**抑制性、興奮性**　神経細胞には隣接する神経細胞を興奮させるように機能する種類と、抑制するように機能する種類がある。グルタミン酸を伝達物質として使用する神経細胞は前者であり、グルタミン酸は隣接する神経細胞の受容体に結合すると、細胞興奮を引き起こす。これに対し、ギャバ（GABA）という伝達物質は、その受容体に結合すると神経細胞興奮を抑制する。

nold Burgen)（後にサー・アーノルド・バーゲン）の研究室で夏季学生*の仕事を得た。バーゲンは唾液分泌《だえきぶんぴつ》の研究をしていた。彼はアセチルコリンの専門家であった。アセチルコリンは神経終末から分泌され、筋肉収縮を起こしたり、唾液腺から唾液分泌を生じさせたりする。

その当時の大きな問題は、アセチルコリンはその受容体にどのように作用しているのかということだった。バーゲンのアプローチは、唾液は唾液腺の細胞内部から出てくる液体であると考えるものだった。それゆえ、受容体へのアセチルコリンの効果は唾液腺からの導管を介して分泌されてくる唾液組成から推論されるであろう。バーゲン教授の研究室で二夏の夏季学生と一年の修士論文研究に費やした後、バーゲンとシーマンは「原」唾液が唾液腺から分泌され、それが導管を通って口腔《こうくう》に到達するまでの間に導管の細胞によって修飾*されると結論した。彼らは「原」唾液と唾液の最終成分というこの考えに満足していた。

しかし、それから十〜十五年後に、ドイツの研究チームが導管の中に微小カテーテル*を直接挿入し、直接測定することによって、原唾液の成分はバーガーとシーマンが提唱した組成とは全く逆なものであることを発見し

***夏季学生**　北米の大学生には、長い夏休みに大学の研究室で実験を行う制度がある。

***修飾される**　唾液は唾液腺の細胞で作られ、導管を伝わって、口内に分泌される。バーゲンとシーマンは唾液腺から分泌される唾液の元（原唾液）の組成が、唾液が通過する導管の細胞によって変化する（修飾される）と推測していた。

***カテーテル**　細い管のこと。カテーテルを挿入して直接、生体の導管内の物質を得ることができる。

た。これから導き出される教訓は、生物医学研究においては、外部のものを測定して内部のことがらを推測することには限界があり、実際の生物学的目標に対して直接的に行うことが重要であるということである。

修士論文研究の間、シーマンはマギル大学医学部（北米では医学校は大学院レベルである）への願書を出していたが、入学できるとは予測していなかった。結局のところ、彼は学士過程の最終学年で数学的物理学の科目で（百点満点中）五十二点という、ひどく悪い成績を得ていた。心理学の科目と同様、数学的物理学の科目もシーマンに大きな衝撃を与えていた。なぜならその科目でのメッセージは、先入観にとらわれず、自由に創造的に思考することが重要であるということであったからである。例えば、定期試験で課せられた問題の一つは、一つの振動が一つの弦から、最初の弦と結ばれたもう一つの弦へと伝わる際の、振動する弦の数学的形態について問うものであった。二十人の学生中、一人だけがその問題を解くことができた。その学生は素直に波動のエネルギーを計算し、その後で、エネルギーは最初の弦から二番目の弦へと伝わっていく間、一定に保たれているとみなしたのであった。

その科目での五十二点という低評価にもかかわらず、シーマンはその科目の教授に医学部への推薦状を書いてくれるように依頼した。その教授は推薦状を書いてくれて、シーマンは医学部に合格したのだった。後に、数学的物理学での五十二点という評点はクラスで二番目の成績であったことが判明した。事実、弦の問題を解いた唯一の学生はその科目で一番であり、一〇五点の評点を得ていた。なぜなら彼は試験の中の一つの問題が誤っていることを指摘し、その質問を正しいものに訂正したからであった。その学生は現在、ジュネーブのＣＥＲＮ（欧州合同原子核研究機関）素粒子物理学センターの主要な物理学者となっている。

マギル大学の物理学の科目は古い問題を解決するための新しい方法へとシーマンの目を開かせることになった。彼は特に、テルー（Terroux）教授の粒子物理学の科目が好きだった。テルー教授はディラック*（Dirac）の電子の数学的エネルギーの方程式を、$(1/2\ mv^2)^2$の平方根として書き表した。その時点で学生たちはその平方根値を解くように求められた。みな、$(1/2\ mv^2)^2$の平方根はもちろん、$1/2\ mv^2$であると答えた。

「違う」と、テルーは言った。「答えは$+1/2\ mv^2$と$-1/2\ mv^2$である。

＊**ディラック**　英国の物理学者。通常の電子（マイナスの電荷を持つ）と質量は同じだが、電荷が逆という「反粒子（陽電子）（プラスの電荷を持つ）」の存在を予言した。

そして」と彼は続けた。「数学は決して誤らない。だから、この二つの値のそれぞれには、ある意味があるに違いない。事実、$-1/2\ mv^2$は電子のエネルギーであり、$+1/2\ mv^2$はディラックによって予測された、陽電子*という新しい粒子のエネルギーに違いない。」

この講義は、純粋な数式と最小の仮定を用いることによって、無から生まれ出る何物かを見るための目を開かせるものだった。

同じような原理上の単純性が、マギル大学でアインシュタインの粒子質量のエネルギーに関する公式について教えられた。動く粒子の質量のエネルギーに関するアインシュタインの公式は、微積分学におけるテイラー級数*として知られている数学的方程式という結果に帰着する。学生たちが微積分学で学ぶように、詳細な方程式は、$E=mc^2$［$1+1/2\ (v/c)^2+3/8\ (v/c)^4$＋エトセトラ］というものであった。しかし、速度vが現実生活におけるもののように、きわめて小さい時には、v^2、v^4、v^6等の項目は無視することが可能となる。このようにして、有名な$E=mc^2$*という斬新な単純性が、最初の公理から導かれてくるのである。

マギル大学における物理学と心理学のトレーニングは、基礎神経生物学

＊陽電子　この世の中に存在する電子は、マイナスに荷電した陰電子である。人工的にプラスに荷電した陽電子を作り出すことは可能であるが、発生した陽電子は、すぐに周囲の陰電子と衝突して消滅する。したがって、通常、自然界には陽電子は存在しない。

＊テイラー級数　微分の応用の一つで三角関数、対数関数などを多項式の和で表せるようにしたもの。

＊$E=mc^2$　Eはエネルギー、mは物質の質量、cは光速を表す。c（光速）は通常の速度vよりはるかに速い。この数式は、物質はそれ自体、巨大なエネルギーであることを示している。核兵器開発の根拠となった。

への熱中とあいまって、シーマンを「思考について思考すること」、すなわち思考の神経的基盤の探究へと向かわせたのであった。

マギル大学医学部でのフィリップ・シーマンの最大の驚きは、そこに入学することができたことであった。二番目の驚きは、医学部での初日にメアリー・ヴァイオレット・スズワルツ（Mary Violette Szwarz）と出会ったことであった。当初、彼女は、彼が会話をしかけようとするたびに、彼を避けていた。やがて人体解剖実習の時期となった。解剖実習では、一つの遺体を複数の医学生がチームを組んで解剖するのである。フィリップ・シーマンとメアリー・スズワルツは同じ解剖実習チームになった。解剖実習中、彼女は絶えず彼の唾液の研究についてからかい、研究についてそんなに真剣にならないようにと言い続けていた。

フィリップ・シーマンとメアリーは医学部最終学年（四年生）の前の夏に結婚した。その後何年もたって、シーマンの義理の従兄弟のマイヤー＊・レヴィン（Meyer Levin）はこのように語った。「君たちがアブドゥルとあだ名をつけて呼んでいた解剖用の遺体について、面白い短編小説を書けるアイデアがあるよ。私は彼の生前の仕事を結婚の仲介人という役割にし

＊**マイヤー・レヴィン**　アメリカの作家。『アンネの日記』の価値を見いだしたといわれる。"Compulsion"（強迫）の著者。"Compulsion"は、完全犯罪が可能であることを実証するために殺人を行った、実在の二人の裕福なシカゴ大学の学生について書かれたドキュメンタリー。最初のノンフィクション小説といわれ、このスタイルは、後にトルーマン・カポーティの『冷血』にも使用されたという。本邦では未邦訳。

ようと思う、しかも、彼（アブドゥル）の最大の成功例は彼の死後に起こったという物語にするつもりだ。」

医学生時代は、型にはまった日課をこなすだけであった。しかし病院インターンになることは、そうではなかった。マギル大学医学部の一学年、一二五名中、二五名はアメリカから来ていた学生たちだった。その理由は、はるか昔にマギル大学に在籍していたサー・ウイリアム・オスラー*（Sir William Osler）に引きつけられたからであった。マギル大学のアメリカ人の級友たちは病院インターンについて偵察した結果、デトロイトのハーパー病院を推奨した。そこで、マギル大学医学部での四年間の後、すでにそれまでに結婚していたシーマン一家は、一年間をデトロイトで過ごすことになったのである。

そこでのインターンはさまざまな病院施設をローテートしていくことから成り立っていた。インターン実習の期間、直接病人と接触することにより、やがて、フィリップ・シーマンは病人を治療する自らの最善の努力には限界があることを自覚するようになった。これはある程度、予期されたことでもあった。彼はどのような病人も治せないように見えた。同じ患者

＊サー・ウイリアム・オスラー　近代医学の父といわれ米英で活躍したカナダ出身の高名な医師。次の言葉が有名である。Listen to your patient. He is telling you the diagnosis.（患者の話す言葉を注意深く聞いてみなさい。患者自身があなた（医者）に診断名を告げていますよ。）

が何回も逆戻りしてきた。患者の血圧はなおも高いままであった。患者の喘息《ぜんそく》発作はずっと、生命の危険をもたらす状況が続いていた。彼はまた多数の死者を目撃していた。毎週土曜日の夜、デトロイトのレシービング病院救急部では、胸や背中をナイフで突き刺された少なくとも五つ〜六つの死体が運び込まれるのが常であった。彼は電話のみでの接触によって、ある検死官と個人的に知りあいになることさえあった。

デトロイト小児病院で、ある夜遅くに転換点がおとずれた。*血友病《けつゆうびょう》の十歳の少年に抗血友病血漿《けつしょう》の点滴を再開しながら、シーマンは暗闇の中に座っている少年の母親に気がついた。「私にはあと二人、血友病の子供がいるのです」と彼女は言った。

しかも彼女はまたも妊娠していたのだった。彼女は誰もがコントロールできないような速さで、この世界に病気を運びこんでくるのだった。このような医療についての意味はなんであろう？　コンドームの方が、血漿輸血よりも、よりよい結果をもたらすのかもしれない。

この時に、シーマンは医学研究の道に進もうと決意したのだった。多分、彼は自分に興味や関心のある何かをすることができ、それと同時に、その

＊**血友病**　血液凝固を起こす因子が先天的に欠損しているため、出血傾向を生じる病気。男子にのみ発症する。伴性劣性遺伝形式をとり、男子にのみ発症する。

研究は医学的問題を解決することによって、患者の苦しみを緩和できるであろう。彼がデトロイトの病院と救急部で学んだ実際の医療は、その後の彼の研究の確固とした背景となり、病者の診断や治療を改善したいとする彼の動機づけとなっているのである。

神経系の基礎的研究、特に思考の神経的基盤を追究するということに興味をもちながらも、この種の研究をするためにどこへ行ったらよいのか、すぐには見当がつかなかった。病院の図書館で彼は自分が見つけられるだけのScientific American*誌の各号のすべての記事を体系的に検索していった。彼はマンハッタンのScientific American誌の事務所から欠落していた号を購入さえした。彼は最も基礎的な研究が最新の方法を用いて行われている研究施設を探し求めた。彼は将来「思考」の問題について神経系を研究するために、そのような研究方法を応用できるだろうと考えていた。

実際に目で見ることは説得力がある。ニューヨーク、ロックフェラー大学のジョージ・パラディ* (George Palade) とウォルター・ステケニウス (Walter Stoeckenius) によって書かれたScientific American誌の記事は特に彼の興味をひいた。なぜなら最新の電子顕微鏡を用いて、細胞膜*の

＊Scientific American誌　アメリカの一般用科学雑誌。日本では「日経サイエンス」として販売されている。

＊ジョージ・パラディ　一九七四年に細胞の構造と機能についての研究でノーベル賞受賞。

＊細胞膜　地球上の生物は、すべて細胞からできている。ヒトは約六〇兆の細胞からできている。すべての細胞は細胞膜で被われた袋状の構造になっている。

＊Ph.D.　Doctor of Philosophy. 直訳すれば哲学博士。ヨーロッパ中世の大学では、神学部、法学部、医学部、哲学部の伝統的四学部から成っており、哲学部は神学、法学、医学といった職業系以外の学問全般を研究する場であった。その後、哲学

構造をほとんど分子レベルまで見ようとしていたからである。

彼はパラディとステケニウスに手紙を書いた。そしてパラディは研究室を訪問するように彼を招待した。シーマン一家はデトロイトから寝台列車で一晩かけてニューヨークまで到達した。パラディの部屋に到着すると、彼はパラディの机の上に見慣れた筆跡の手紙のあることに気づいた。それは、モントリオールでの彼の良き指導者であったアーノルド・バーゲンが、彼のことをパラディに推薦するものであった。パラディはきわめて友好的で、ロックフェラー大学にPh.D.*（博士課程）コースの大学院生として来るように勧めた。M.D.*を取得していたシーマンはさらにもう一つの学位取得には関心はなかったが、そのような取り決めはパラディにとって、彼のグラント（研究助成金）から給料を支払う必要性を免除するものであったし、シーマンにとっても、神経細胞も含むすべての細胞の基本的新分野である細胞膜に関連する事柄をパラディのもとで研究できる限り、特に異存はないものであった。

一九六二年七月にロックフェラー大学に到着して後、シーマンはそこに五年間とどまることになった。パラディは彼に、白血球*の顆粒《かりゅう》についての

から様々な学問分野（自然科学、社会科学、人文科学）が独立していくことになったが、学位としては現在でも、欧米では専攻学問のいかんにかかわらず、Ph.D.（哲学博士）の学位が授与される。なお、日本の医学博士は英語では、Ph.D.である。医師でなくても医学部で研究を行い、医学博士の学位を持っている人たちがいる。

＊M.D.　Doctor of Medicine. 医学部を卒業した医師のこと。

＊**白血球の顆粒**　白血球はリンパ球と顆粒球の二種類に分けられる。顆粒球はその細胞質内に顆粒を含んでいる。

研究を行わせた。単一の細胞内のすべての顆粒は同一の成分を含んでいるものなのかを研究することになった。特に、一つの特異的酵素がすべての細胞のすべての顆粒内に見いだされるものか、あるいは、この酵素は数個の顆粒内にしか見いだされないものなのかを研究することになった。

シーマンはこの問題に五年間を捧げたが、ついにその問題を解決することができなかった。一連の実験には一週間かかった。なぜなら、まず、ウサギの腹腔洗浄液ないし自分自身から採血して白血球を得て、それから白血球の酵素実験を行い、さらに、プラスチック*に細胞を包埋《ほうまい》し、それから電子顕微鏡用にプラスチックの切片を薄くカットし、さらに切片を染色し、それから電子顕微鏡で写真を撮り、さらにそれを現像して解析するのであった。このあきあきするような一週間にわたって持続する仕事は通常、日曜日の朝に失望に満ちた失敗という結果に終わるのだった。その後、彼は家族と共にセントラルパークに出かけ、新聞の日曜版を読み、さらに、相対性理論についてのアインシュタインの本を一冊読んで気晴らしをするのだった。

ロックフェラーにおける最初の一年で、彼が研究している白血球につい

＊**プラスチック包埋**　電子顕微鏡でサンプルを調べるために、サンプルをプラスチック内で固定し、次いで固められたプラスチック塊から、切片を作成して、さらに電子顕微鏡で観察するという手順をとる。

ての問題は相当な長期間を要するものであることが明らかになった。彼は自分の研究への志を保つために、追加の研究プロジェクトを明らかに必要としていた。医学とも関連した思考に関する神経的基盤を研究するための新しいアプローチとともに、「思考について思考する」ことへの興味をシーマンが持っていたことから、二番目のプロジェクトという考えが生じたのである。

第2章 フレンチコネクション

神経系についての新たなプロジェクトへのフィリップ・シーマンの探索と並行して、彼の妻、メアリー・V・シーマン*が特別な役割を演じることになるもう一つの展開があった。彼女はコロンビア大学の精神科レジデント（研修医）に応募し、統合失調症の新薬治験研究部門の主任精神科医と接触するように勧められたのであった。その部門はニューヨーク州立マンハッタン病院の一部であった。

その部門はラ・ガーディア空港とマンハッタンとの間にあるマンハッタン・トリボロ橋（今はケネディ橋と呼ばれている）を支えているウォーズ・アイランドの荒涼とした地域にある老朽化した古いレンガ造りの建物

＊メアリー・V・シーマン フィリップ・シーマンの妻。精神科医であり、夫フィリップ・シーマンの抗精神病薬についての研究に関して、臨床家としての立場からさまざまな示唆を与えた。後にトロント大学精神科教授となる。

にあった。一九六二年当時、その建物は「旧館の新第三部門」という自家《じか》撞着的《どうちゃくてき》な名前で呼ばれていた。そこには患者と精神医学研究者の混成が居住していた。主任はヘルマン・デンバー医師（Herman Denber）であり、彼はフランスに関係するものなら何でもお好みだった。デンバーの妻はフランス系スイス人であった。彼はフランス語を話せる人だけを雇っていた。

そして、そのことがメアリー・V・シーマンが州立マンハッタン病院新第三部門にコロンビア大学精神科レジデントとして受け入れられた理由だった。彼女は英語を話すようになる前に、すでにフランス語を話しており、大学学部ではフランス文学を専攻しており、ソルボンヌ大学に一年間（もっぱらフランスパンを食べるために）留学していたからである。

新第三部門グループの誰もがフランス語を話していたが、多分それは患者たちがフランス語を理解できないからであった。その当時の医師たちは大層、父権的*に振る舞っており、医師たちの議論は患者たちの耳に入れるにはデリケートすぎるものだと考えられていた。

フレンチコネクションは大層強いものだったので、デンバーは定期的にパリを訪問し、フランス精神医学における何か新しいものを探していた。

*父権的　医療に関することは、医師がすべてを決定し、患者家族は医師の指示に従っていればよいとする考え方。現在、このような考えは批判されている。

そのころは、多くの新しいことがらが存在した。彼は統合失調症の治療に有効な*ニューロレプチカ（neuroleptics）と呼ばれた薬についての興奮させる物語を持ち帰ってきた。

フランス語の表現は独特なものである。ニューロレプチカという語彙《ごい》は「脳を捕える」という意味のギリシャ語から作られたものである。ほとんどの精神科医たちは、それを神経を静めるという意味であると理解していた。なぜなら北米ではこれらの薬剤は強力精神安定剤（major tranquilizers）とも呼ばれていたからである。しかし、それらの薬剤はただ単に鎮静させる以上の作用があった。それらは通常、幻覚や妄想を止める力があるのである。

これらの新薬は合衆国やモントリオールの精神科サークルに大きな関心と興奮を引き起こした。モントリオールについて言及したのは、マギル大学の精神科医ハインツ・レーマン（Heinz Lehman）もデンバーのようにフランスの雑誌を読み（彼もまた、カナダのフランス語圏出身の妻を持ち）、*ドレイ（Delay）とドニケル（Deniker）[26]から*ローヌ・プーラン4560（Rhone Poulenc 4560：以下RP4560）という新しい奇跡の

***ニューロレプチカ**　統合失調症治療に使用される、抗精神病薬の昔の呼び方。

***ドレイ**　フランスの精神科医。ドニケルと共に最初の抗精神病薬クロルプロマジンの抗精神病効果を発見したことで名高い。

***ローヌ・プーラン**　フランスの薬品会社。最初の抗精神病薬クロルプロマジン（RP4560）を開発した。

薬について学んでいたからである。

　ＲＰ４５６０はフランス人のアンリ・ラボリー（Henri Laborit）が外科と産科の分野で疼痛緩和を増強するためにテストしていた一連の*抗ヒスタミン薬の中の一つであった。ラコム（Lacomme）らによる一九五二年の報告[74]によれば、ラボリーはこの薬剤を投与された患者たちが「多幸的静穏」の状態となったことに気づいたのだった。彼は患者たちが「くつろぎ超然とした表情で、鎮静し傾眠的となった」ことを観察したのであった。現在*クロルプロマジンと呼ばれている化合物ＲＰ４５６０は抗ヒスタミン剤シリーズとして合成されたローヌ・プーラン社製化合物で最も強力なものとして現れたのであった。

　クロルプロマジンはフランスの医師たちによってさまざまな病気に対してテストされた。シグワルト（Sigwald）とブチエ（Bouttier）[170]がクロルプロマジンを精神病患者に単剤で投与した初めての医師たちであったが、彼らの仕事は一九五三年まで報告されなかった。ドレイらによる一九五二年の報告は、クロルプロマジンが八名の患者に投与されて三日以内に幻覚を軽減し、内部からの「声」が聞こえてくることを中断させたとの劇的な

＊抗ヒスタミン薬　体内物質ヒスタミンの作用を抑制し、アレルギーの治療に使用されるが、眠気、鎮静を起こす作用もある。

＊クロルプロマジン　我が国でも古くから商品化され現在でも、コントミン、ウインタミンなどの商品名で使用されている。

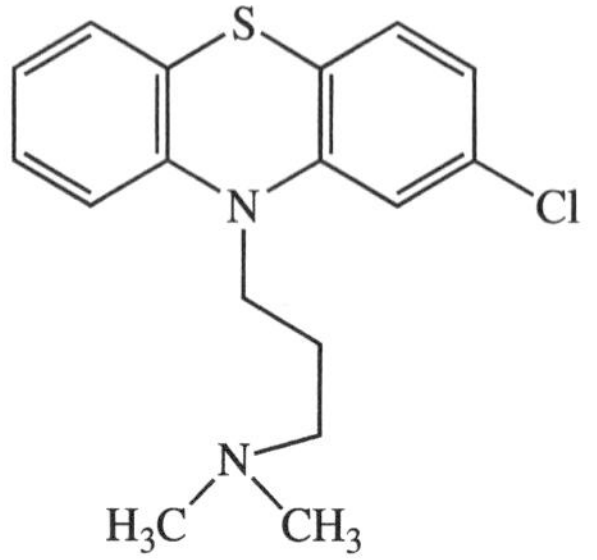

クロルプロマジン，最初のニューロレプチカないし抗精神病薬の構造式

所見を観察していた。過去数世紀にもわたって、幻覚への精神医学的治療や薬剤に効果的なものは存在しなかったとの事実を考慮すれば、ＲＰ４５６０のかなりの即効作用は奇跡的という以外のなにものでもない。事実、抗精神病薬作用出現の速度については、最近の研究で、治療開始後数日ないし一週目に生じ、実に速やかであるということが確定するまで[3,62]、議論の的となっていた。

一九五〇年代にパリから、レーマンやデンバーそして他の人々が新治療のニュースをモントリオールやニューヨーク、そしてアメリカ精神医学界へと広めたのであった。クロルプロマジンは一九五五年に合衆国においてソラジンという名前で、一九五九年にカナダにおいてラルガクチルという名前で商品化された。合衆国とカナダで五年間の遅延があるのはいつものことである。

旧館の新第三部門の精神科研究チームにとって、当時は刺激的な時代であった。そしてある時、新メンバー（もちろんフランス語を話す）歓迎のカクテルパーティーがマンハッタン東六十六番街の精神科レジデントが借りていた家の一つで開催された。新人たちとの通常の交流の後、話題が専門の話となった。

「ところで、あなたは何をしているの？　どこで働いているの？」

「私はロックフェラー大学の大学院生で、白血球の研究をしていますが、神経系に関する二番目のプロジェクトも考えているところです。」

「白血球なんてつまらないよ。抗精神病薬はどのように作用しているのだろうか？　その方が面白いよ」とフランス人の精神科医が言った。

メアリー・シーマンもそこに加わった。「そうよ。なぜもっと役に立つような研究をしないの？　抗精神病薬がどのように作用しているのか見つけなさいよ。そうすればおそらく、統合失調症がどのように発病するのかを発見できるかもしれないし。」

第3章 統合失調症とは何か？

カクテルパーティーでのフランス語による会話は、思考について思考する新しい可能性を提供することになった。結局のところ、生物学や医学における進歩はしばしば、機能障害におちいっている器官の生物学やメカニズムを調べることによってもたらされるのである。ヘモグロビン*の酸素への結合メカニズムは*鎌状《かまじょう》赤血球貧血のヘモグロビン研究によって、よく理解されることになった。脳が歩行や運動をどのようにコントロールしているかの基本的メカニズムは、パーキンソン病で死亡した患者の死後脳のドーパミン含量が極めて減少しているとのホルニキービッチ*の発見[28]によるところが大きかった。この発見は脳内ドーパミンが手足の正常動作にとっ

＊ヘモグロビン　赤血球内に含まれているタンパク質で、酸素を結合して運搬する作用がある。

＊鎌状赤血球貧血　赤血球の形状が鎌型になり、溶血を起こして貧血を起こす遺伝性の病気。本疾患では赤血球内のヘモグロビン構造が正常とは異なり、その結果、酸素飽和性が低下している。

＊ホルニキービッチ　オーストリアの学者。世界的には彼がパーキンソン病死後脳のドーパミン量の減少を初めて報告したとして有名である。しかし、ホルニキービッチの発表とほぼ同時に、我が国の大阪大学精神科の佐野勇も同様の発見を行っていた。

て、必須であることを示したばかりでなく、L-ドーパを投与して脳内ドーパミン量を回復させると、パーキンソン病の患者が再び、歩行し動くことができるようになるとの劇的な成功へと導いたのであった。

「狂った思考」を調べることは、脳がどのようなメカニズムできちんと思考しているのかを理解することに導くのであろうか？　そしてもしそうであるならば、統合失調症の思考以上に狂っているものがあるだろうか？

しかし、その当時、そして今でもそうだが、統合失調症とは何であるかを誰も知らないように見えた。しかし、あるものを見れば、それが何であるかを知るのである。専門家は統合失調症と診断するには少なくとも六カ月保留期間をおくべきだとしている。なぜなら、例えば、違法薬物の使用が診断を妨げることがあるからである。しかしながら、長年の経験を積んだ他の専門家は数分でその鑑別を行うことができるのである。

統合失調症を定義している精神科医のバイブル（DSM）[*]は、次のうちの少なくとも二つの症状が診断において必要だとしている。妄想、幻覚、まとまりのない会話、ひどくまとまりのない行動、思考の貧困や意欲の低下。

＊DSM　DSMはDiagnostic and Statistical Manual of Mental Disorders（精神疾患診断・統計マニュアル）のこと。アメリカ精神医学会が作成したものであり、二〇一一年現在、第四版新訂版、DSM-Ⅳ-TRが使用されている。

統合失調症は、文字通り、統合を欠いた存在のように見える。なぜなら、その症状や徴候には無数の変異があるからである。以下に、長年にわたって、友人、雑誌、新聞などから学んできたいくつかの統合失調症についての物語をあげてみよう。

ジョアン（Joan）

ジョアンは十六歳の時に初めて統合失調症を発症した。そしてこのことが人との親しい関係の発展を基本的に中断させてしまったのである。彼女は社会生活の欠如を、さまざまな男やさまざまな時代に焦点を合わせた、活発な想像や幻想の高揚によって埋めていた。彼女の幻想がある特定の男性に注がれると、ジョアンはしつこくその男性を追い求めた。通常、彼女の誘惑の的となる犠牲者は、入院仲間の男性患者であった。そして彼女は病院の廊下で彼の名前を頻回に叫ぶようになり、その男性を困惑させることとなった。ジョアンは、男たちが夢中になるようなタイプの女性ではなかった。男たちは、通常、彼女が接近しようとする声を聞くと、逃げ出してしまった。ある時、ジョアンは彼女の受け持ちの精神科医に恋愛感情を抱き、その医者も彼女に関心をもっていると確信してしまった。テレビでのさまざまな出来事や会話が彼女に確信を与えた。結婚式についてのテレビ番組を見れば、それは彼女がその医者と結婚することを意味しているのである。テレビの中で赤ちゃんへの言及があれば、ジョアンは自分が妊娠しているとの妄想を進展させた。彼女がどのように妊娠したのかと強く問われると、彼女は自分が毎月注射されているデポ剤*によって医者の精子を植え付けられ、彼女はまもなく彼の子供を産むことになっているのだと説明した。彼女は自分で婚約指輪を購入し、誇らしげにそれを身につけ、家族や知人に見せびらかしていた。

***デポ剤**　抗精神病薬の持効性注射薬。二〜四週に一度、注射するだけでよく、その間、経口服薬する必要がない。維持療法に適している。

ジェリー（Jerry）

ジェリーは自分が、ソ連のＫＧＢ（秘密警察）と闘っているアメリカのＣＩＡ（中央情報局）によって行われたマインドコントロール実験で、モルモット（実験材料）として選抜されたと信じ込んでいた。彼は、ＣＩＡのスパイと思い込んでいる幻聴の声と会話を始めた。アメリカ中央情報局（ＣＩＡ）の連中は、彼らの目的は思想犯罪が行われないようにするため、世界中の霊媒を確保することにあると述べていた。彼はＣＩＡの職員のように見える人々と、地下鉄の中でテレパシーによって交信しようと試みた。彼らが反応しなかったとき、彼は彼らがその心を抹消できる能力を持っているのだと理解した。そこで彼は自分もその能力を持てるように試みた。もし彼が自分自身の心を抹消できるならば、もはや誰も自分の心を読んだり、自分の頭の中に入り込んだりすることはできないだろうと推論していた。そこで彼は彼の心を抹消する訓練を行ったが、当初は自分の思考を断片化するのに成功しただけだった。その後、彼は思考を二十分程度、抹消できるようになった。彼の精神科医はそれを*陰性症状と診断したが、しかし、それはそのようなものではなかった。それは意図的な戦略であり、長年にわたって訓練したものであり、冷静なものであり、何かを衰弱させるようなものではなかったのだ。

トム（Tom）

統合失調症の体験は苦痛と恐怖を伴うものであるが、必ずしもそうでないこともある。トムという統合失調症患者は、病気はある有利さを彼にも

＊**陰性症状**　統合失調症の慢性期に目立つ症状で、感情の鈍麻や意欲の低下、社会的引きこもりをいう。陰性症状とは健常者なら通常、有している、生き生きとした感情の動きや、人生において努力しようとする意欲が、統合失調症では失われているとの意味である。これに対し、陽性症状とは、幻覚や妄想など健常者には存在しないが、統合失調症患者には出現する症状といった意味合いをもっている症状のことである。

たらし、彼をよき芸術家とし、彼の友人たちを詩人とするような人生での特別な展望を与えたと述べている。その全員が統合失調症であるトムのグループは普通よりも、よい人々であるとトムは感じている。よりよい人々という意味は、彼らが苦しみ、そしてその苦痛を克服し、人生の日常的物事をいつも楽しんでいるということである。彼らはいくら稼ぎ、どのように着飾り、素敵なレストランにどのくらい多く行ったかなどと思い煩うことはない。トムは自分や友人たちは、たとえ豊かでなくても自分たちが所有しているものを分かち合うので、他の人々よりも寛大であると考えていた。トムにはそれほど多くの友人はいなかったが、自分の緊密な小グループにとって、自らがとても信義に厚い人間であると感じていた。彼はすぐに疲れやすく、容易にストレスを受けやすかったので、自慢できるような実績を持ってはいなかった。しかし彼は虹の見える光景に喜びを見いだし、仲間によって不意に背中を親しくたたかれることを喜んでもいた。

マイク・ラーセン（Mike Larsen） at www.schizophrenia.com

「……一年間ほど、私は誰かがひそかに私の関与しないところで、私の小説や詩を雑誌に掲載しているのではないかと考えていた。この悪意ある盗用者は大金を稼いでいた。その金は本来、私のものになるはずだと思い込んでいた。このような作家たちは仮名を名乗っており、このような悪党どもは私が眠っている間に私の部屋から私の覚書を盗んだのだと思い込んでいた。それはやがてより大きな妄想へと変質していったが、そこでは私は国家の敵であって、国家はアラスカの地下にある秘密基地から、進歩した無線技術によって私の脳の中にこのような幻影と狂気とを注入してくるのだった。」

ロバート・ベイリー（Robert Bayley） Schizophrenia Bulletin, No.4. 1996

「その幻影は極めて鮮やかなものであった。敷石が悪魔の顔に変形し、私の恐怖にすくんだ眼前でこなごなに砕け散った。私が人々と接触すると、彼らはグロテスクに変形した。私が見つめると壁がゆっくりと閉じた。私は恐怖で麻痺した。幻聴の声の主が外国語をとりとめもなく話したり、暴力的行為を実行しろとの命令を叫んだりした。幻聴はさらに、ためらいのないコメントや、嘲笑《ちょうしょう》といった方法で私を迫害し、欺き、混乱させ、私をひどい妄想の世界へと追いやった。」

ビル・ジェフリース（Bill Jefferies）

故ビル・ジェフリース（カナダ、オンタリオ州）の言葉：

「私の父親の姉妹は二十八歳で統合失調症を発症し、私の二人の兄弟のネッドとジャックもそれぞれ二十三歳と二十六歳で発病しました。そしてある夜、ジムという二十一歳の私の息子が私の家に来て、英国のウインストン・チャーチル首相と緊急に話をしなければならないので、私たちの家に一緒にとどまることができないと言ったのです。彼が家を出ていったとき、私たちはたちどころに診断をくだすことができました。」

彼のおば、彼の二人の兄弟、そして彼の息子が皆、統合失調症を発症したという事実がビル・ジェフリースにこの病気について何かをなすべきだとのエネルギーを駆りたてさせたのだった。彼はカナダ統合失調症協会*を発足させた。その目的は家族にこの病気を理解させることを援助するとともに、この病気を克服するための基礎的研究を育成することであった。

ビル・ジェフリースとその妻のドロシー・ジェフリース（Dorothy Jef-

***カナダ統合失調症協会**　この本の著者の一人で、翻訳者でもある、渡辺雅幸は、かつてシーマンの教室で研究を行った。その時、故ビル・ジェフリース氏の創設したカナダ統合失調症協会から奨学金の援助を受けた。ここにそのことを記載し、故ビル・ジェフリース氏とカナダ統合失調症協会に謝意をささげたい。

ferries）はカナダ統合失調症協会のために、たゆみなく働いた。彼らは病気についての懇談会を組織し、病気の研究のための基金の募金を行った。彼らは統合失調症を患う若い子供たちを持った多くの両親たちを発見した。両親たちの何人かは、子供たちが統合失調症のため自殺した人たちであった。

コンスタンス・E・リーバー（Constance E. Lieber）とステファン・リーバー（Stephen Lieber）

ニューヨーク州、ママロネクのコンスタンス・Ｅ・リーバーとステファン・リーバーの場合は統合失調症を発症した彼らの娘のジャニスを助けたいとする思いが大きな動機づけとなった。他の多くの人たちと協働で、彼らはＮＡＲＳＤ（the National Alliance for Research on Schizophrenia and Depression：統合失調症とうつ病研究のための全国同盟）という私的組織を発足させた。この非営利慈善基金は研究基金数億ドルを集めた。リーバー夫妻は統合失調症とうつ病のための研究基金を集めるために多くの家族に働きかけたのだった。

とても印象的なことは、医学の道に女性が入ることがほとんど不可能であった時代にコンスタンス・リーバーは医学部に進みたいと願い、統合失調症の研究でなされた完璧な最新の進歩を保持し続けたという事実であった。今日まで彼女は科学研究会に出席し、最前列に座り、研ぎ澄まされた役立つ質問をし、統合失調症治療の新しい薬物の重要な臨床試験について完璧な知識を持っている。

ＮＡＲＳＤと私的なリーバー家のエセル基金によって提供された研究資金は統合失調症の基礎科学の主要な発見にとって決定的なものであった。例えば、ドーパミンＤ２受容体の高親和性状態の増加が統合失調症の基礎であるとの概念と証拠はリーバー夫妻とエセル基金の援助を受けた研究からもたらされたのであった。

マルシア・Ａ・マーフィー（Marcia A. Murphy） Schizophrenia Bulletin, 33, 2007

「精神病状態の間、私は幻聴を聞いていた。それらは当初は静かに始まり、やがて大声になっていった。それらはほぼ二年間続いた。たまに、そ

＊**ドーパミンＤ２受容体の高親和性状態の増加**　抗精神病薬の作用部位であるＤ２受容体は状況によって、伝達物質のドーパミンに対して高い親和性をもつ状態になる場合と、低い親和性をもって結合する状態になる場合とがある。シーマンはＤ２受容体がドーパミンに高い親和性をもって結合する状態になることが、精神病症状の発現に関係していると本書の中で主張している。

れらは愛情があり、ユーモアに満ちたこともあったが、たいていは、敵意のあるものだった。通常、幻聴の主は姿が見えないものであったが、時々、オートバイ、洗濯機、動物といったものを通して話しかけてきた。ある時は、私はやさしい天使の声を聞いた。赤子の天使のようであり、それらは気持ちを落ち着かせるものだった。しかし、通常、それらは猥褻《わいせつ》な言葉を用い、悪魔のように聞こえ、地獄について言及した。私は宇宙の他の生物圏からの攻撃を受けているかのように感じ、まるで邪悪な力が私を破壊しようとしているかのようであった。私は恐ろしかったが、そのことを誰にも告げることはできなかった。そして、私は誰も私を助けることはできないと思っていた。私はまるで自分の命をかけて闘っているかのように感じていた。」

統合失調症患者による暴力行為はしばしば広く喧伝《けんでん》されるのだが、ほとんどの統合失調症患者は暴力的ではなく、誰かを傷つけたり、殺したりはしない。しかし、例外はめったにない分、印象的である。次に示すのは、新聞に報道されたヴィンス・リ（Vince Li）と彼の気の毒な犠牲者に関する悲劇的な事件である。

二〇〇九年のグローブ・アンド・メール新聞のパトリック・ホワイト(Patrick White)記者による報道では、二〇〇五年にトロント市警察はトロント国際空港近くの高速道427号線上を目的もなく歩行している、だらしない服を着て、混乱している中国からの移民を保護した。

ヴィンス・リはそれより前の数カ月の間、カナダの中央部にあるウイニペグ市内でまじめによく働く移民であった。彼はまた教会にまじめに通う人だったが、神様からの命令であると感じられるような幻声を聞き始めていた。これらの命令は、最初は一般的な忠告であったが、後に奇怪な指示命令へと発展していった。例えば、彼はマニトバ州のトンプソンで土地を買えと命じられたのだが、その土地の値段は彼が購入できるものではなかった。神様の指示は彼に仕事のためトロントへ行くように、そして彼のすべての個人的な特徴を消し去るようにと伝えた。以上のことは後に法廷での精神医学的報告書の中で明らかにされたのである。

彼は仕事を見つけられず、幻声がウイニペグへ帰るように彼に命じた。彼はトロント高速道路を太陽の動きにしたがって、数日間歩き続けた。警察が彼を見つけ、入院させた。

オンタリオ州、エトビコークにあるウイリアム・オスラー医療センターで、ヴィンス・リは多分、抗精神病薬による統合失調症の治療を開始された。法廷でリはこう述べた。「私は自分が病気だとは思わなかった。ある晩、私は癇癪《かんしゃく》を起こしたので、彼らは私に注射をし、そのため二〜三日間眠ってしまった。私が目覚めた時、私は医者と面接したが、医者は私がもっと長く入院していなければならないと告げた。しかし私は怖くなってしまい、看護師から私の持ち物をうばって、ウイニペグ行きのバスに乗った。」こうして、入院十日後に、彼は無許可で病院を離れ、家に戻ったのである。

三年後の二〇〇八年、ヴィンス・リは四十歳になっており、中部カナダのポルタージ・ラ・プレーリーでグレイハウンド・バスに乗っていた。そしてiPodで音楽を聴いている二十二歳のおとなしいティム・マクリーン（Tim McLean）という若者の隣に座っていた。突然、リは四インチ(約十センチ)のナイフで彼を百回以上も突き刺した。他の乗客たちが叫びながらバスから駆け降りて行ったとき、リは死体の首を切断し、手足をばらばらにしていた。二人のバス運転手はただ外に立っているだけで、その攻撃を止めることはできなかった。通りかかったトラック運転手が金属棒を手にしてやって来たが、彼もまた、ナイフをふりかざすリの手の届く範囲外へと後退し、リが犠牲者の首をドアの窓を通して見せつけるような状況下でも、バスのドアを固く閉ざしていることしかできなかった。ようやく、警察が到着した。新聞による報道によれば、弁護側も検察側もリが「彼が神のものと信じ込んでいる命令する幻聴」をともなった重大な精神病を患っていること、そしてそのために、リは犯罪への責任を問われるべきではないことに同意したのであった。

アドニア・ドゥ・オリヴェイラ（Adenir DeOliveira）

トロントの男、アドニア・ドゥ・オリヴェイラ四十七歳は二〇〇九年、トロントで、二人の十代の少年を近づいてくる地下鉄電車の軌道上に、手当たり次第に突き落とした罪で告発された。

十四歳と十五歳の二人の少年は、駅に入り込んできた列車によって閉じ込められるという苦しい体験から辛《かろ》うじて生き残ることができた。十四歳の少年はプラットフォームの張り出しの下にもぐり込んだ。彼はそれから電車が到達する最後の瞬間に、プラットフォームの下に彼の友人を引っ張り込んだ。友人は足のみを怪我しただけですんだ。「彼の友人は本当の英雄です」とトロント警察のヴィンス・ツォ（Vince Tso）巡査部長は述べた。「彼らが助かったのは信じがたいことです。」

人々によって追いかけまわされた後、ドゥ・オリヴェイラは警察によって逮捕された。ドゥ・オリヴェイラは三つの意図的殺人と二つの暴行という訴因で起訴された。三人目の少年は彼に押されたものの、なんとかバランスを保ってプラットフォーム上に踏みとどまったのであった。トロント市交通局のスポークスマンのブラッド・ロス（Brad Ross）は容疑者が「叫び、ののしっており」、そしてプラットフォームから階段へ上がって来たとき、とても興奮しているように見えたと述べた。警察は当初、彼が切符集金人を襲撃しようと企て、トロント交通局の職員によって確保されたが、伝えられるところによると職員との格闘の後に、逃走したのだと発表した。国選弁護人アル・ハート（Al Hart）はドゥ・オリヴェイラに三種類の処方薬が与えられるように要請した。抗うつ薬のベンラファキシン[*]、

＊ベンラファキシン　うつ病の治療薬である抗うつ薬の一種。我が国では使用されていない。

短期型抗不安薬の*ロラゼパム、統合失調症および*双極性障害の急性躁状態の治療薬である*クエチアピンである。

法廷において、黄色いフリースの上着と白いズボンをはいたドゥ・オリヴェイラは木の柵に強く寄りかかり、自分への告発の内容を理解しているかどうかと質問されたときにも、いくらかぼんやりとして、無反応のように見えた。このドゥ・オリヴェイラの行動はクエチアピンのような*低力価型抗精神病薬による典型的な*鎮静作用である。このケースにおける低力価型抗精神病薬を使用する唯一の利点は精神科医による適切な診断を可能にするということである。もしも、*リスペリドンや*オランザピンのようなより強力な抗精神病薬を高用量で使用すれば、おそらく数日で精神病症状が消失していたであろう。

これらが、現実からの真の分離、別の言葉で言えば、精神病的思考の例である。どのようにしてこのような混乱した思考が生じるのであろうか？　このような混乱した思考の神経基盤は何であろうか？　混乱した思考の単一の神経学的モデルは研究しうるのであろうか？　混乱した思考を引き起

＊ロラゼパム　ベンゾジアゼピン系抗不安薬の一種。神経症、うつ病、統合失調症などで不安、焦燥の強い状態に処方される。

＊双極性障害　気分障害の一つのタイプであり、躁状態とうつ状態の両方を繰り返す、いわゆる、躁うつ病のこと。これに対し、うつ状態のみを繰り返す気分障害を単極型という。

＊クエチアピン　非定型抗精神病薬の一種。錐体外路性副作用をほとんど生じないが、鎮静、眠気を起こす作用が強い。

＊低力価型　抗精神病薬作用部位であるD_2ドーパミン受容体への親和性（くっつきやすさ）が比較的弱いので、抗精神病作用を得るのに、比較的多量を要する抗精神病薬のこと。

＊鎮静作用　興奮を抑えると

こす生化学的、神経的経路は何であろうか？

いう意味。

＊リスペリドン、オランザピン　いずれも非定型抗精神病薬に属する。定型抗精神病薬に比べれば錐体外路性副作用は少ないが、クエチアピンと比較すると錐体外路性副作用を生じることがある。一般的には非定型抗精神病薬の作用メカニズムとして、ドーパミン受容体遮断に加えて、セロトニン受容体遮断作用が強力であることを重要視する考えが強いが、シーマンはD_2ドーパミン受容体への親和性が比較的弱く、受容体から解離しやすいことが薬剤の非定型性を説明するのに重要であると考えている。

第4章

流行、思考を修理する化学物質だって？　不可能だ

パリ、モントリオール、そしてニューヨークのフランス系精神科医たちはなぜ、精神病を治療するためのRP4560（クロルプロマジン）に興味をもったのか？　結局、統合失調症患者を治療するためには多くの方法や流行があったのである。精神医学には常に流行、運動、変化があるのである。

第二次大戦中とその直後の時代、精神科医たちはまだ白衣を着ており、精神科の看護師たちは制服を着ていた。しかしながら、そのすぐ後で、「治療共同体」*という概念が英国のマクスウェル・ジョーンズ（Maxwell Jones）から発して瞬く間に広がり、そして医者-看護師-患者という階層

＊治療共同体　精神科病院内で、医師やすべての職員、患者を含めて全員で共通の問題や課題を討論し、決定するというプロセスを重要視した精神医療の実践法。

制度が暗に含まれているとされる白衣や制服は放擲《ほうてき》されたのだった。

　入院施設の組織自体が精神科患者の回復に悪影響を与えるとの新しい信念が生まれた。施設は有害なものと見なされた。

「施設と関連した*パターナリズム（父権主義）はまもなく、価値ある患者の自治と自己決定という新しい見方に道をゆずり始めた。コロンビア大学の一年目の精神科レジデントたちは、人類は生まれつき平等の能力を持った白紙の状態で生まれてきており、そしてもしも成人期に誰かが精神障害を発症すれば、その過失は必然的に社会環境内部に存在するに違いないと教えられていた[104]。」

　北米においては一九六〇年代に精神科病院の内的環境を改装することが行われた。多くの人が大きな州立精神科病院の貧弱な状態をリフォームすることは絶望的だと思っていたので、そのかわりに、総合病院内に精神科病棟が出現し始め、そして地域医療が精神保健における第三の偉大な革命として歓迎して迎えられた。（最初の革命は*鎖による拘束の除去、二番目の革命は*無意識の発見であった。）

　抗精神病薬は当初、一九六〇年代に強力精神安定剤と呼ばれていた。こ

＊パターナリズム　医療に関することは、医師がすべてを決定し、患者家族は医師の指示に従っていればよいとする考え方。

＊鎖による拘束の除去　長年にわたり、精神障害者は犯罪者と同様に牢獄に入れられ鎖につながれていたが、フランス革命時に、精神科医ピネルが精神障害者を牢獄から解放した。

＊無意識の発見　精神分析の創始者のフロイト（S. Freud）は神経症の原因は幼児期の心的外傷が無意識下に抑圧され、それが大人になってからの神経症発症の原因になると主張した。一時は統合失調症も、そのようなメカニズムで発症するとの心因論が唱えられた。

れらの薬剤が統合失調症に処方される一方で、多くのアメリカの精神科医たちはそれを使用することを拒否していた。一九六〇年代には、大多数の精神科医たちは、症状が派生してくる原因となっている心理的葛藤への洞察がなされない限り、薬剤は単に症状を置換するだけであって、一つの症状が消えても、別の症状に置き換わるだけであると確信していた。[7] 事実、当時普及していた治療は統合失調症患者の急性期にのみ薬剤を投与し、そしてその利得を精神療法によって強化させるというものであった。[80]

精神科のレジデントたちは患者の症状を理解するための物語、心理学的な記述を行っていた。遺伝学は、ほとんど言及されなかった。前述のこころの白紙状態という考えが支配的であった。一九六一年の時点で、統合失調症発症の説明として受けいれられていたものは、両親が子供を二重拘束*状況下に置いたからであるというものであった。フリーダ・フロム-ライヒマン（Frieda Fromm-Reichman）の作り出した、「統合失調症を作る*母親（schizophrenogenic mother）」という言葉がアメリカ精神医学の思考の中で幅広く流布《るふ》していた。

一九六〇年代に、統合失調症患者をどのように援助するかを学ぶために、

＊**二重拘束**　巻末の注参照。
＊**統合失調症を作る母親**　巻末の注参照。
＊**『デボラの世界―分裂病の少女』、『分裂病の少女の手記』**　いずれも邦訳が刊行されている。
＊**乳房の象徴としてのリンゴ**　巻末の注参照。
＊**インスリン昏睡**　昔、行われた統合失調症の治療法。インスリン注射で低血糖昏睡を生じさせるショック療法。
＊**家族療法**　統合失調症の原因は家族の養育態度など家族の病理に原因があるととらえ、家族全体を治療すべき対象であるとする考え。現在、このような家族療法はエビデンス（証拠）があるものとは考えられていない。
＊**バルビツール酸剤**　昔から使用されている睡眠薬。薬物

精神科のレジデントたちは、フロム-ライヒマンの患者によって書かれた『*デボラの世界―分裂病（統合失調症）の少女』という本と、スイスの精神分析家、マルグリート・セシュエー（Marguerite de Sechehaye）の書いた『*分裂病の少女の手記』という本（一九五一）を読んでいた。セシュエーの本の中では、治療者が主人公のルネに、*乳房の象徴であるリンゴを与えるときに、治癒が生じるのである。そのアイデアは象徴的に患者を育むというものであった。しかし、ほとんどの精神科医たちはセシュエーほど熱心には患者を育もうとする努力はしていなかった。

その当時、統合失調症患者たちは*インスリン昏睡や*家族療法によっても治療されていた。家族療法は心理的退行治療であって、家族のメンバーは、健康的かつ臨床的に管理された患者の「復活、再生」が生じるように、参画することを求められた。*バルビツール酸剤が睡眠薬として使用されていた。*心理劇、*ゲシュタルト療法、*トークン・エコノミーなどを含むさまざまな補助的な治療が存在した。

一九六〇年代の薬物臨床試験は今日のものとは違っていた。臨床観察が行われ、医者たちは薬剤に対して*盲検的ではなく、患者たちも対照群と投

依存を生じやすいので、現在はあまり使用されていない。

＊心理劇　モレノ（J.L. Moreno）によって開発されたドラマ的手法を用いた集団精神療法の一技法のこと。

＊ゲシュタルト療法　パールズ（F. Perls）によって提唱された心理療法。クライエントに気づきを惹起《じゃっき》させ、より統合された人格の持ち主になることを志向させる。

＊トークン（代用貨幣）・エコノミー　行動療法の一種。患者が「他の人々と交流する」などの、社会的に適応した行動をとれたときに、そのつど患者にトークンを与え、そのトークンを貯めた後、ビデオ鑑賞、タバコ、おやつ等患者が欲しいものと交換することにより、好ましい行動を引き出していく治療法。

＊盲検的　巻末の注参照。

薬群にランダムに割り当てられることはなかった。*インフォームド・コンセントは必要なかった。倫理委員会による書類審査もなかった。当初は評価尺度もなく、結果は物語形式で報告された。しかし一九六二年の*サリドマイドの悲劇の結果として、*評価尺度の実施が義務化された。

当時も今日と同様に、統合失調症患者は「この薬をいつまで飲む必要があるのですか？」と尋ねていた。その当時の答えは「症状が続いている間は飲み続けてください」というものであった。今日ではその答えは「服薬を絶対にやめないでください」というものである。患者はまたさらに「私は家族と一緒に生活すべきですか？」と質問したが、昔の答えは「いいえ」であった。なぜなら家族の態度が病気の原因になると考えられていたからだった。

一九七〇年代には、精神医学は社会学におけるラベルを貼りたがる理論家たち、人類学における文化相対主義者たち、精神医学会内部の*反精神医学の人たち、精神医学の批判的歴史家たちの攻撃目標となった(30)。しかし、やがて統合失調症の原因についての心理学的理論は衰えていった。病気の原因として親たちを非難することは消えてなくなった。統合失調症は今で

＊インフォームド・コンセント　説明と同意と翻訳される。患者や家族に病気の性質や治療法をよく説明し、患者側の同意を得ながら治療を進めていくこと。パターナリズムと対照的な手段である。

＊サリドマイド　昔、睡眠薬として使用されたが、妊婦が服薬したところ、胎児に上肢欠損の奇形を生じさせたので社会的な大問題となった。

＊評価尺度　精神症状のような計測機器では測定できない性質のものの有無や重症度を客観的に測定するために作成されたもの。定量化することが困難な精神症状について、できる限り定量的に測定できるよう工夫をこらしてある。

＊反精神医学　統合失調症などの機能性精神障害を医学的モデルからとらえる見方に反

は一般に「脳内の生化学的アンバランス」によって引き起こされると言われるようになった。社会的治療（患者を仕事や社会的相互作用に関与させる）を行うと、抗精神病薬単独治療よりも再発を減少させることが実証された[53]。統合失調症には、薬剤プラス社会的リハビリテーションが最上の治療である。このことは以後、ずっと変わっていない。

一九八〇年代、精神科診断はもっと明確に定義されることになった。精神科診断分類についての公衆の信頼は（一九七三年の）ローゼンハン（Rosenhan）の研究[101]によって、十年以上もひどく揺らぐものになっていた。その研究では、病気のふりをした人たちが「空虚だ」「うつろだ」と話す声が聞こえてくると主張することによって、精神科病院に入院したのであった。彼らのすべてが、いったん入院した後は、もはや症状を訴えることもなく、普通にふるまったのにもかかわらず、精神科的診断（主に統合失調症）がくだされたのだった。診断をしっかりさせることは重要な進歩であった。

当初エーミール・クレペリン*（Emil Kraepelin）によって早発性痴呆と命名され、後にオイゲン・ブロイラー*（Eugen Bleuler）によって統合

対し、精神障害とは社会的、政治的な抑圧によって生じる人間の一つの生き方であるとする考え。

＊エーミール・クレペリン　ドイツの精神医学者。内因性精神障害（脳の粗大な器質的病変はないが、遺伝など何らかの素質的背景があって発症すると考えられる精神障害）を早発性痴呆（現在の統合失調症）と、躁うつ病（現在の気分障害）に二大別した。

＊オイゲン・ブロイラー　スイスの精神医学者。クレペリンが提唱した早発性痴呆という病名に代えて、schizophrenia という病名を作った。これをかつて我が国では、精神分裂病と翻訳したが、後に、統合失調症に変更された。

失調症（精神分裂病）と名づけられた「狂気」を改善するための多くの無益な企てが長年にわたって行われてきた。幻覚や妄想などの陽性症状*に加えて、患者は通常、記憶したり、決断したり、明瞭に思考することが低下していく陰性症状*を生涯にわたって示すことになる。クレペリンが早発性痴呆と呼んだ理由は、この病気が通常、若者（十八歳から二十二歳）に発症し最終的には精神的荒廃を生じるからである。（しかしその精神的荒廃はアルツハイマー病*ほどにひどくはならない。）

クルト・シュナイダー*（Kurt Schneider）は「シュナイダーの一級症状*」という八つの症状を述べた。それらはヨーロッパにおいて統合失調症を診断するために幅広く使用された。つまり、長年にわたって、幻聴または思考伝播*といった単一の症状を患者が訴えれば、統合失調症であると診断されていた。この基準は統合失調症の過剰診断を生じていた。なぜなら薬物やアルコール乱用など、多くの状態がこのような症状を生じうるからである。例えば、一九二〇年にはニューヨーク州立精神科病院入院患者の五人に一人は統合失調症と診断されていたが、一九四〇年代にはこれが五〇％へと増加したのであった。

＊陽性症状　幻覚、妄想、滅裂思考など統合失調症急性期に生じる症状。抗精神病薬が有効である。

＊陰性症状　感情の動きの鈍さ、意欲低下、社会的引きこもりといった症状。統合失調症の慢性期に目立つ。薬物があまり有効ではない。

＊アルツハイマー病　老年期に認知症を生じる代表的な病気。

＊クルト・シュナイダー　ドイツの精神医学者。

＊シュナイダーの一級症状　①思考化声、②話しかけと答えの形（対話形式）の声の幻聴、③自己の行為を絶えず批評する声の幻聴、④身体的被影響体験、⑤思考奪取、思考干渉、⑥思考伝播、⑦妄想知覚、⑧感情・意欲の領域における外からの被影響体験や作

診断の不確かさに加えて、さまざまな症状を示す統合失調症をどのように治療するかということについて、さらに大きな不確定さがあった。例えば、数世紀前には頭蓋骨に穴を開けて、そこから毒素や悪を漏《も》れ出させる穿孔術《せんこう》が行われていた。ベッドに鎖で縛りつける拘束は一九五〇年代でさえもまだ行われていた。ざんげや悪魔払いが行われていた。火をつけた藻草や熱した鉄を頭にあてることもあった。

パリのビセートル病院でピネル*（Pinel）が十二人の「狂人たち」を鎖から解放したものの、他の医師たちはそれほど大胆ではなかった。ロンドンのベドラム精神科病院のある医師は毎年五月に患者たちから瀉血《しゃけつ》*させていたし、週に一回、嘔吐《おうと》を起こさせていた。このような診療は彼の父親からその医師に引き継がれたものであった。事実、患者を旋回させて嘔吐を引き起こすことはヨーロッパや英国の精神科病院では一般的な治療であった。旋回治療は、神経系を刺激して新たに再構成させるものとも考えられていた。熱水入浴や冷水入浴は患者にショックを与え、正しい判断力をとりもどさせるものとされていた。浸水法とは患者を冷水中に転落させ、その後すぐに引き上げるというものであって、五～六回繰り返し行われた。

為体験。

以上の異常体験がまちがいなく存在し、身体的基礎疾患が見いだされないとき、統合失調症と診断しうるとされている。シュナイダーの一級症状は陽性症状である。

＊思考伝播　自分の考えが口に出さなくても周囲の人にわかってしまうという体験であり、統合失調症の症状の一つである。

＊ピネル　フランス革命時に、その当時まで、犯罪者と同様に牢屋の中で鎖で拘束されていた精神障害者を解放したことで有名である。人道療法の先駆者といわれる。

＊瀉血　静脈切開により血液を体外に出してしまうこと。

灌水《かんすい》療法は患者を空の浴槽に入れ、冷水を上から注いで、びしょぬれにさせて体温を降下させるというものであった。ピネルから目をかけられていたジャン-エチエンヌ・ドミニク・エスキロル（Jean-Étienne Dominique Esquirol）は、自慰行為によって衰弱した患者に対してこのような治療法を推奨していた。事実、古い浴槽がボストンの博物館の展示品としてまだ保存されている。

　*サド侯爵《こうしゃく》（Marquis de Sade）の優雅な城にしばらく滞在することを目的としたフランスのリビエラへの小旅行に参加したことがあった。サドは精神科病院で*人道療法を受けていたが、その考えはもし患者が人間として尊重されれば、患者は自らを尊重するようになるであろうというものである。

　一九六〇年代には、マギル大学精神科医のユーエン・キャメロン（Ewen Cameron）による脱パターン化という治療があった。キャメロンは*バルビツール酸系睡眠薬による睡眠療法を長期間行い、脳を幼児期の状態へと脱パターン化しようとしたのであった。彼はまた、ＣＩＡからの資金を用いて*ＬＳＤの使用さえも試みた。

***サド侯爵**　フランスの貴族で作家。その作品に加虐的性行為を書いたため、サディズムという用語が生まれた。彼はその素行のため、パリ郊外のシャラントン精神科病院に収容され、人道療法を受けていたという。南仏のリビエラには彼の居城跡がある。

***人道療法**　精神障害者を人道的に処遇するという思想に基づいた治療法のこと。

***バルビツール酸系睡眠薬**　昔、使用された睡眠薬。薬物依存を強く起こすので、今はほとんど使用されない。

***ＬＳＤ**　幻覚剤。少量を摂取するだけで幻視を生じる。

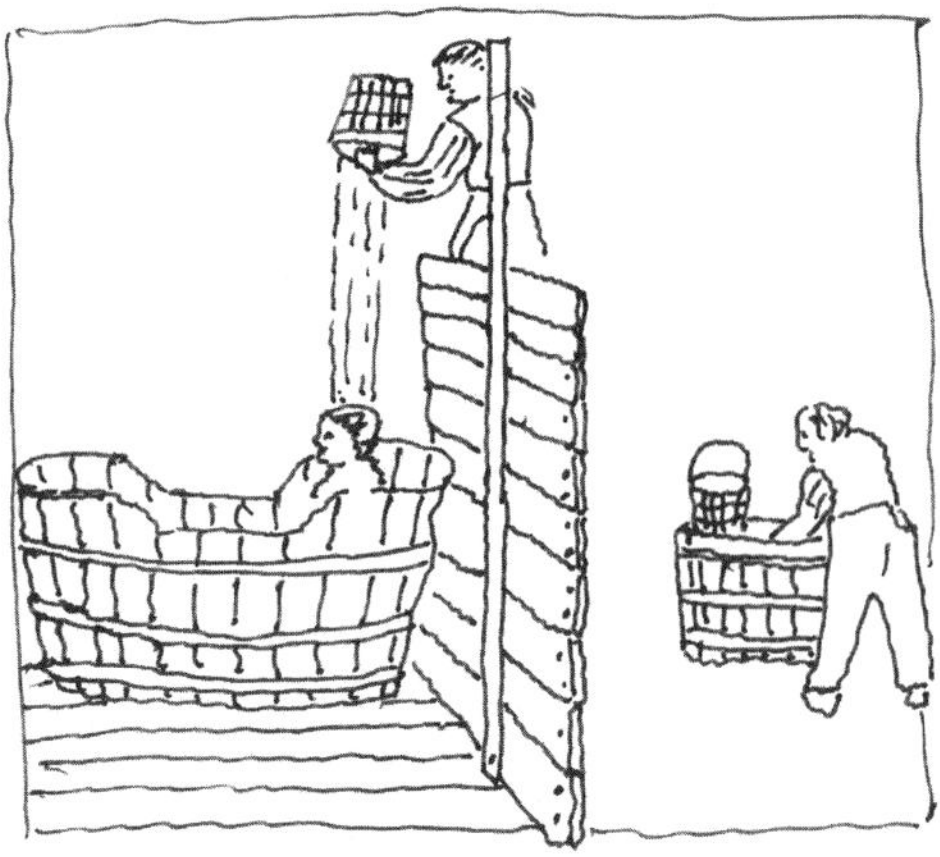

精神病患者治療のための冷水浴。(Offentliche Rechenschaft Über meine Zwölfjährige Diensführung, Ernst Horn, Berlin, Realschulbuchhandlung; Yale Medical Library の中の 1818 頁のスケッチをフィリップ・シーマンが描いたもの)

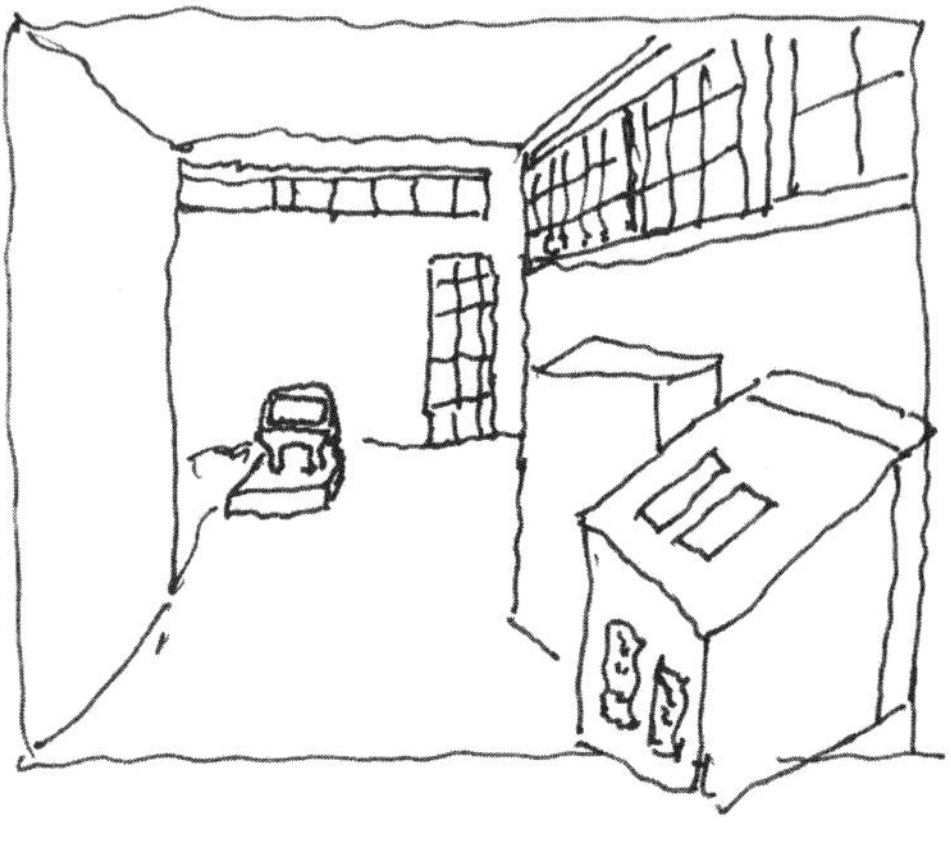

精神病患者治療のための熱水浴。(ボストン，アダムス・ネルビン精神科病院，水治療法室の写真からフィリップ・シーマンが描く)

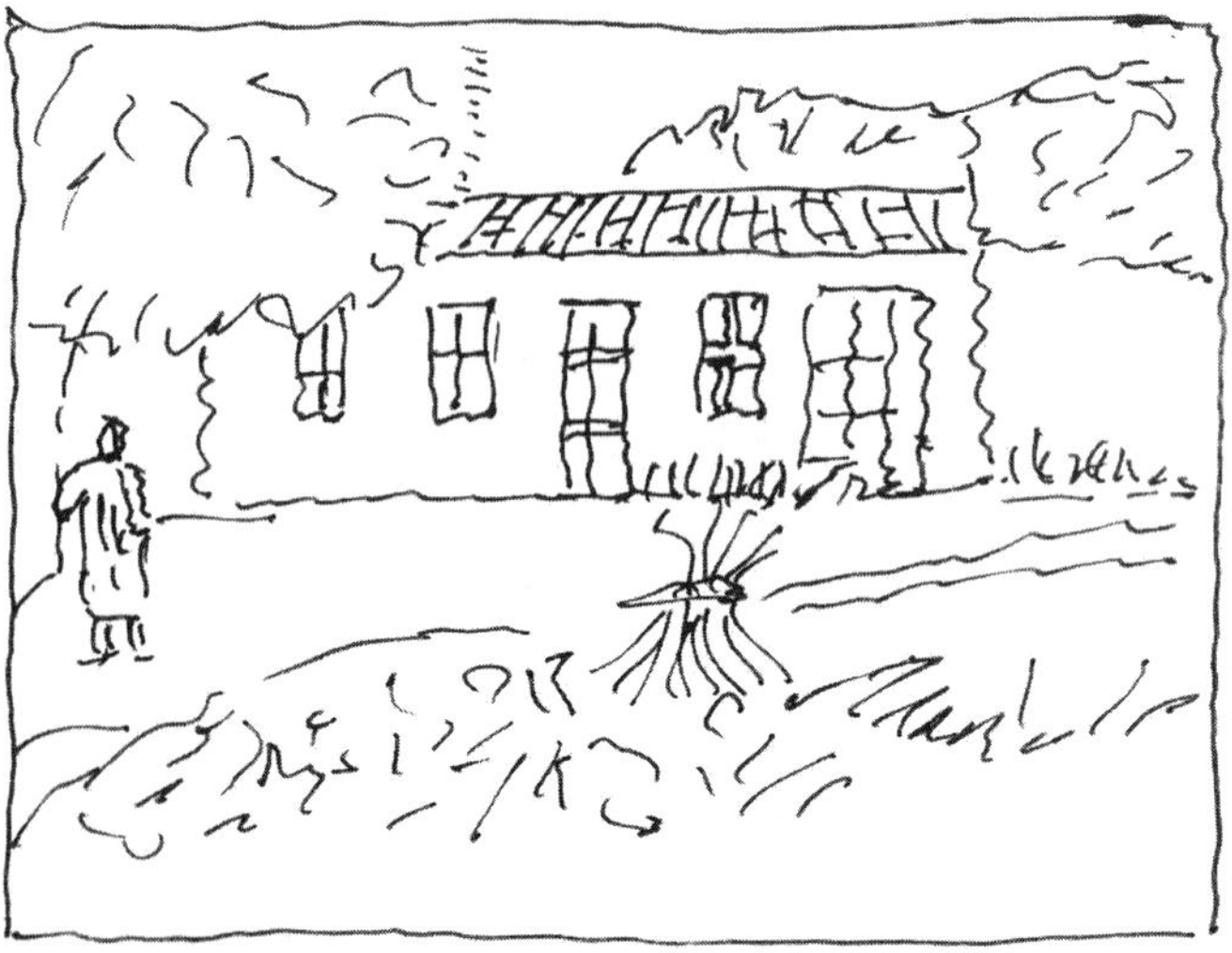

リビエラのサド侯爵の城。(フィリップ・シーマン描く)

＊電撃療法　一〇〇ボルト前後の交流電流を前頭部に二〜五秒間通電させ、てんかん大発作(強直‐間代発作)を生じさせる治療法。電気けいれん療法、電気ショック療法、通電療法ともいう。最近は麻酔科医の協力のもとに手術室において麻酔薬、筋弛緩薬を使用してけいれんを生じない

インスリンによる低血糖昏睡療法があった。この生物学に基づいた治療法は一九三〇年から一九五〇年までの間、新しい抗精神病薬が出現するまで、盛んに推進された。この方法は高価で危険性の高いものであった。インスリンによって引き起こされる低血糖は電撃療法*（electro convulsive treatment：ECT）に類似したけいれんを生じるのである。インスリン昏睡療法はもはや行われなくなったが、ECTはいまでも治療抵抗性の統合失調症に行われている。

精神外科すなわちロボトミー*は一九三〇年代から一九五八年まで、統合失調症治療のため行われていた。その方法はかなり危険性が高く、致死率が七〜一七％もあった。やはり、抗精神病薬の導入が精神外科に取って代わった。この方法は患者の人格を奪い取ってしまうものであったが、一九四九年、ロボトミー治療の開発者のエガス・モニス（Egaz Moniz）にノーベル賞をもたらした。

患者が睡眠中に、枕の下に置いたテープレコーダーから繰り返し繰り返し同じ内容の考えを聞かせるという治療法もあった。

*ベンジャミン・ラッシュ（Benjamin Rush）の精神安定椅子*というも

ように工夫した安全性の高い修正型電撃療法が普及しつつある。ある種の統合失調症や、うつ病には極めて有効である。

＊ロボトミー　興奮の強い精神障害者を鎮静させるために、前頭葉皮質と他の部位をつなぐ白質部分（神経線維の通る場所）にメスを加えて切断するという昔の治療法。現在は倫理的に問題があるとされ、全く行われていない。

＊ベンジャミン・ラッシュ　アメリカの医者。合衆国建国の父の一人。アメリカ精神医学会の紋章には彼の肖像画が入っている。

＊精神安定椅子　狂気は頭の中の多すぎる血により生じるとの考えから、患者を椅子にしばりつけ、頭を冷水中につけるという治療法。現在では用いられていない。

のもあったが、統合失調症には有効ではなかった。

未知の毒素を除去するための腎透析療法*があった。この新しい治療については、当初の二、三カ月は八〇％の統合失調症に有効であるとされた。一年後、改善率は四八％に低下し、さらにその後は二〇〜三〇％に低下した。その数字は何の治療を行わなくても達成できる改善率とほぼ同じだった。一九八〇年代初期には腎透析は中止された。

さまざまな化学物質が経口的、経静脈的に統合失調症患者に投与された。それらにはヒスタミン、コーチゾン*、アセチルコリン、グルタミン酸、そして神経毒のＤＦＰ（ジイソプロピルフルオロリン酸）さえも含まれていたが、そのすべてが精神病には有効ではなかった。

故デイビッド・ホロビン（David Horrobin）のように、何人かの研究者は統合失調症の抗生物質*療法を提唱した。ホロビン(54)はまた統合失調症を治療するため月見草油*の使用を提案した。事実、多くの疾患の治療に使用された彼の月見草油の人気が極めて高かったので、ある時期、ホロビンは英国で四番目の富豪と考えられていた。このことは、大衆は健康増進のためにはどのような物をも購入しがちであることを意味している。

＊**腎透析療法**　慢性腎不全患者の体内に蓄積した老廃物を、透析膜を通して除去する治療法。本文にあるように、一時、統合失調症に有効であるとされたが、今では全く行われていない。

＊**コーチゾン**　副腎皮質ホルモン。抗炎症効果が強く、さまざまな炎症性疾患に使用される。

＊**抗生物質**　細菌性疾患に有効な微生物由来の治療薬。

＊**月見草油**　イギリスの医学者ホロビンは、月見草油が肥満、アトピー、統合失調症などさまざまな病気に有効であると主張していた。

統合失調症治療のため大量のビタミンBとビタミンCを投与するという分子矯正療法というものがあった。しかし、ハインツ・レーマンとトム・バン(Tom Ban)[99]によってなされた臨床試験においてこれらのビタミン療法は失敗に終わっていた。ビタミン療法の指導的主張者はホファー[52]であったが、彼はビタミン投与量が彼の処方に従ったものではないと不満を述べていた。しかし、「でも、あなた自身が絶えず処方を変更していますよ」との反論にあっていた。ホファー博士はいまだにビタミン療法を推奨している。

これらの治療法はいずれも現在では用いられていない。事実、科学や医学においてそれが価値あるものであるとみなす主な基準は、その発見ないし治療法が時間の検証に耐えうるかということである。上記の治療法はいずれもそれに耐えられなかったのである。ただし、ビタミン療法と休養療法は身体的な健康状態を改善したのかもしれないのだが。

これらの統合失調症治療法のすべての失敗は、どのような治療も結局は役には立たないのだという幅広い懐疑論を生み出した。だがRP4560(クロルプロマジン)のような不思議な化学物質を除いてのことである。

結局、化学物質はどのように妄想や幻覚を除去するのであろうか？　化学物質はどのように現実への正しい評価を導くのであろうか？　化学物質が思考を変化させうるのだろうか？　そのようなことは不可能ではないか、だが、ＲＰ４５６０（クロルプロマジン）はそれをなしえたのだ。しかし、どのようにして？　そしてもしもこのような薬物が有効であるならば、それは病気の原因について何を私たちに告げているのだろうか？

第5章 どこだろう？

逆方向の戦略が有効なように思われた。つまり、最初に、混乱した思考の例を探すことである。それから、どのような治療が有効かを見つけることである。それから、その治療法の作用メカニズムを明らかにすることである。それから、治療の標的を探し出すことである。それから、その標的が故障しているかを見つけることである。もし故障していれば、その標的を修繕するように試みることである。

前述した精神病治療のすべての手段が失敗であったということを考慮するとき、新しい抗精神病薬がどのように作用しているかの基本的メカニズムを探究することは理にかなったことであった。しかし、どこをどのように探究すればいいのか?

懐疑的見方があったにもかかわらず、クロルプロマジンは統合失調症の治療に有効であることが急速に受け入れられていった。事実、何人かの学者は一九六〇年代に精神科病床数が八〇%減少したことはクロルプロマジンとその他の類似のニューロレプチカのおかげであったとしている。しかし、他の人たちは病院管理者たちが費用削減のため、病床を減らし、患者たちを新しい地域サービスのもとへ退院させたのだと考えていた。その地域において患者たちは新しい奇跡的な薬物治療で治療されることになったのである。

六〇年代と七〇年代にニューロレプチカと呼ばれた薬物は徐々に、抗精神病薬と呼ばれるようになった。これは精神病の原因にかかわらず、さまざまな精神病治療に広汎に臨床使用されることをよく表している用語である。

このころまでに、基礎科学者たちが抗精神病薬の作用メカニズムについての研究を開始するようになっていた。多くの異なった道が開発された。概して、クロルプロマジンがどのように作用するのかを探索する基礎科

***精神科病床数の八〇%減少** 欧米では抗精神病薬導入後、脱施設化が急速に進んだ。これに対し我が国はまだ立ち後れている。

***ニューロレプチカ** 抗精神病薬の昔の呼び名。

***ミトコンドリア** 細胞内の球形の小体であり、酸素を消費してエネルギー源のATPを合成する。

***リソソーム** 細胞内の小体であり、その中にさまざまな物質を分解する加水分解酵素を含む。

***小胞体** 細胞内にあり、膜に包まれた構造物。滑面小胞体と粗面小胞体がある。滑面小胞体には薬物代謝酵素があり、また細胞内のカルシウムイオンの貯蔵庫の働きもある。粗面小胞体はタンパク質合成の場である。

学的道筋には電気的か、生化学的かの二つがあった。つまり、クロルプロマジンは神経細胞の電気活動を変化させるか、神経系の生化学的伝達を変化させるかのいずれかである。

しかし、明白な手がかりはなかった。新しい電子顕微鏡が急速に進歩し、*ミトコンドリア、*リソソーム、*小胞体といった新しい細胞内の構造物を同定しつつあったので、多くの科学者たちがこれらの*細胞内小器官へのクロルプロマジンの影響を調べることは当然のことであった。

しかしながら、試験管内でクロルプロマジンの作用を調べるこれらの研究からは、主な原理というものは浮かび上がってこなかった。ただし、高濃度（1*μM《マイクロモル》以上）のクロルプロマジンは広汎な酵素活性を阻害し、多くの細胞の透過性を変化させた。

神経系内の電気的インパルスが、神経細胞-神経細胞間の連絡にとって主なメカニズムであり、*神経インパルスは神経細胞膜の主要な性質であるので、クロルプロマジンや他の抗精神病薬の*細胞膜への作用を調べ、これらの薬剤が神経細胞膜の電気的興奮性を変化させるかどうか探索してみることは合理的なことであった。もしそうであるならば、これらの薬剤は細

＊細胞内小器官　細胞内の膜で囲まれた小さい構造物のこと。核、ミトコンドリア、リソソーム、小胞体などを指す。

＊μM（マイクロモル）　巻末の注参照。

＊神経インパルス　神経細胞は、活動電位という電気活動を発生させる機能をもっている。活動電位が発生したときに、神経細胞が興奮（発火）したと表現する。活動電位は、神経細胞体で発生し、軸索（神経線維）を伝わって、神経終末にまで到達する。このように、興奮が軸索中を伝わっていくことを伝導という。この興奮伝導のことを、電気インパルスという。

＊細胞膜　神経細胞を含む体内のすべての細胞は膜によって、細胞の内側と外側とが隔てられている。細胞膜は脂質の二重層から形成されている。

胞膜を介して多くの効果を発揮しているのであろう。

一九六二〜六三年において、ロックフェラー大学の界面化学*の科目は、コロンビア大学のジャック・シュルマン（Jack Schulman）教授によって行われていた。何人かは彼のことを「一風変わったジャック」と呼んでいた。なぜならおそらく、彼の立ち居振る舞いがいくらか変わっており、また、彼がしばしば火炎放射器の改良のために界面化学を用いた彼の戦時中の役割について言及したからかもしれない。二十人の学生のほとんどすべては毎週ある講義の途中で出席するのをやめてしまったが、フィリップ・シーマンは最後まで出席し続けたのであった。なぜならシーマンはシュルマンの界面化学を呈示する能力に魅せられており、特に水面に浮かぶ脂質皮膜上の物質の動きに興味を引かれたからであった。

シュルマンの界面化学の講義を聞いているうちに、細胞膜への抗精神病薬作用に関する仮説は、シュルマンの呈示した簡単な道具を用いることによって直接調べられることが直ちに明らかになった。

シーマンはロックフェラー大学の南研究棟三階の学生用実験室内に（5×10センチメートルの）小さなテフロン皿を用意した。その皿は水

＊**界面化学**　液体の分子と分子との間には「分子間力」が働いて、液体の表面積を最小にしようとする。そのような液体の表面に関する化学のこと。

（実際は生理的リンゲル液）を含んでおり、その中に秤《はかり》から二センチ平方のプラチナ板（いわゆるウィルヘルミー〔Wilhelmy〕板）を垂らした。プラチナ板はサンドブラストによって、なめらかにされており、そのようにして水がなめらかな板を表面張力で昇っていくようにしてあった。板の重さは、板にくっついた水のメニスカスの重さを反映していた。水分子は相互に接着するので、メニスカスの重さは水と水の引きあう力の程度を反映するものであった。

人工膜に対する抗精神病薬の作用を測定するため、次いで脂質膜をピペットから水へと加えた。濡れた道路や海上に急速に広がっていく色彩豊かな油膜のように、脂質は速やかに皿の中の水面上を広がっていった。脂質分子が水面上を被うと、水のメニスカスはいくらか低下し、そしてプラチナ板が軽くなり、上方へと動いた。

さらに、さまざまな濃度の抗精神病薬を脂質膜下の水に加えると、プラチナ板はより上方へと動いたのであった。このことは抗精神病薬の分子が表面に浮かび、表面の脂質膜に浸透し、水メニスカスの重さをさらに減少させたことを示していた。

＊**生理的リンゲル水**　血液と浸透圧の等しい〇・九％の塩化ナトリウム溶液のこと。
＊**サンドブラスト**　金属表面を磨く道具のこと。
＊**メニスカス**　容器の表面との相互作用によって形成される液面の屈曲のこと。

抗精神病薬の界面活性

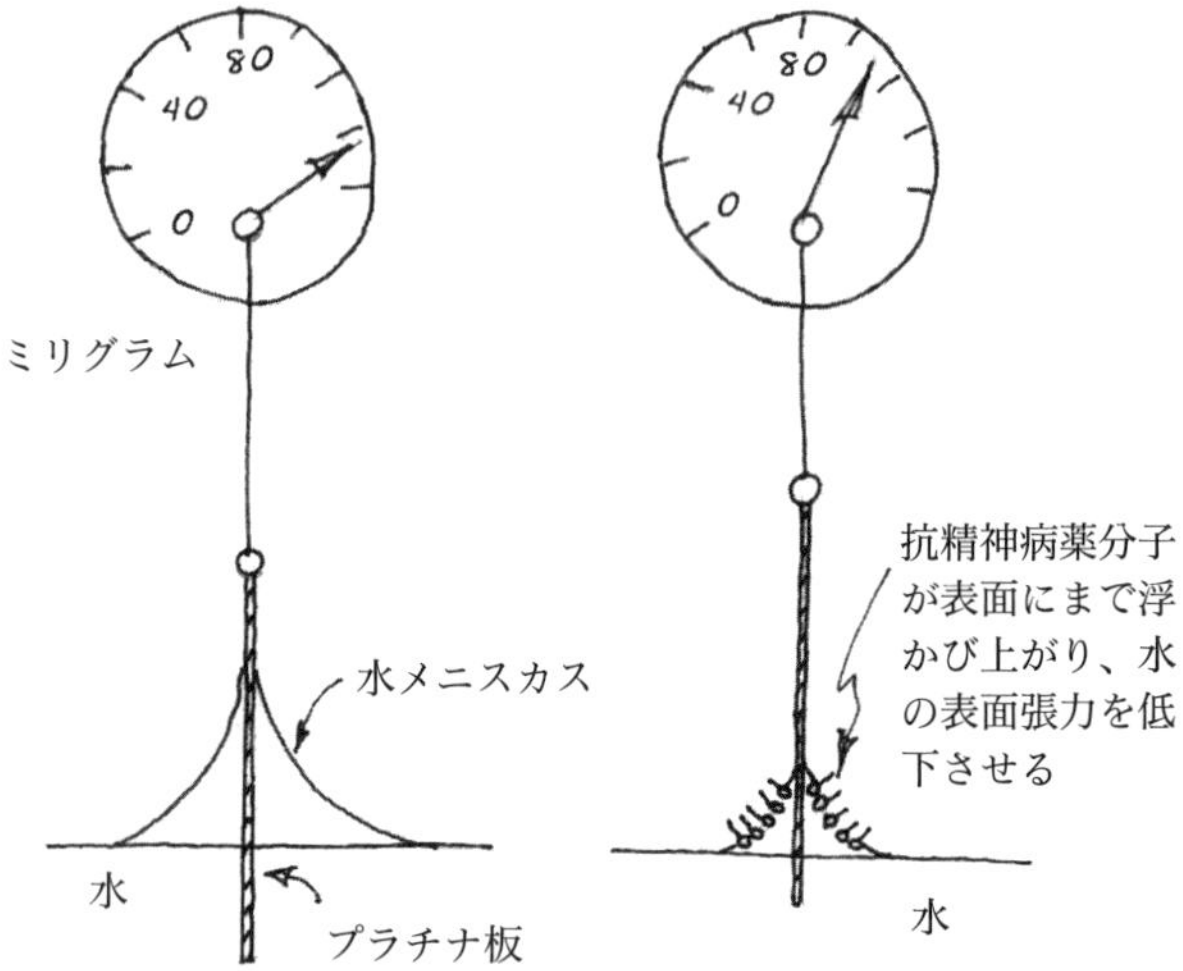

界面活性測定のための簡単な装置。水メニスカスの重さを測定する。抗精神病薬分子が水中に挿入されると，それらの抗精神病薬分子は水表面に浮かび，水分子が互いに引き付けあう力（表面張力）を減少させる。こうして，メニスカス内の水の量が減少し，そのことはメニスカスの重さの減少として示される。すべての抗精神病薬がこの性質を持っており，したがって，界面活性作用がある。（フィリップ・シーマン描く）

事実、すべての抗精神病薬はその臨床力価*と直接的に相関して脂質膜に浸透するのであった。これは興奮する発見だった。

しかしながら、すぐに脂質膜なしに実験を行っても、同じ結果が得られることが発見された。つまり、単に抗精神病薬を水に加えるだけでもプラチナ板を上昇させるのである。抗精神病薬分子は自動的に水表面に集まり、水自身の「表面張力」を低下させるように見えるのである。別の言葉で言えば、抗精神病薬は「界面活性的」*であった。

このことを目で確かめるためには、クロルプロマジン粉末を含む溶液の入った試験管を激しく振るだけでよかった。そうすると確かに、石鹸《せっけん》による泡のような形を作り出した。抗精神病薬は石鹸のように見えた。抗精神病薬の一日投与量は抗精神病薬の界面活性力と直接的に関連していた[127]。

それはあたかもどのような石鹸も、精神安定剤ないし抗精神病薬であることを示唆するかのようであったが、もちろん、そのようなことはありえないのである。

薬物の濃度について、臨床的な関連があるのかが気になっていた。例え

***臨床力価**　抗精神病薬の臨床的強さ。少量で有効な薬剤は臨床力価が強く、同じ臨床効果を得るのに、比較的多量を要する薬剤は臨床力価が弱い。抗精神病薬には多くの種類があり、その中には臨床力価の高いものから低いものまである。

***界面活性**　液体に溶かしたときに、その液体の表面張力を著しく低下させるような物質の性質。

ば、すべての抗精神病薬は一〇〇〇nM《ナノモル》から一〇〇〇〇nM《ナノモル》の間の濃度で生理食塩水の界面活性を低下させたのである。

しかし毎日これらの薬剤で治療されている統合失調症患者の脳脊髄液*内の薬物濃度はどのくらいなのであろうか？　一九六〇年代にはそのような情報はどの抗精神病薬についても得られていなかった。なぜなら血漿タンパク質*に結合している抗精神病薬の割合が測定されていなかったからである。血漿*中の遊離した、（タンパク質に結合していない）抗精神病薬の量のみが重要なのである。この血漿中の遊離濃度こそが、薬剤で治療されているヒトの脊髄液内の濃度と同じなのである。

ほとんどではないにしても、多くの薬剤が一〇〇nM《ナノモル》よりかなり下の濃度で臨床的有効性があることが知られていたので、一〇〇nM《ナノモル》よりはるかに低濃度の抗精神病薬に感受性のある標的を探し出すことが必要なことだった(107)。

上述した抗精神病薬の界面活性についての結果は臨床的意義を持っているのだろうか？　抗精神病薬が水表面に蓄積するという事実は、抗精神病薬が細胞膜と細胞外液との間の境界面の標的に臨床的作用を持っているこ

***脳脊髄液**　脳や脊髄の周辺はクモ膜によって被われており、脳・脊髄実質とクモ膜の間には脳脊髄液が存在する。すなわち脳・脊髄実質は脳脊髄液という液体によって囲まれている。

***血漿タンパク質**　血漿中には五十種類以上のタンパク質が含まれている。その中のアルブミンというタンパク質は各種の薬物と結合してこれを運搬する。

***血漿**　血液の中の赤血球などの血液細胞を除いた液体の部分。

とを示唆しているのだろうか？　これらの細胞膜の標的は何であろうか？どの程度の濃度の抗精神病薬がこれらの標的を占有するのだろうか？　抗精神病薬が生物学的細胞膜に作用することを示すことはできるのだろうか？

第6章 抗精神病薬による細胞膜の安定化

抗精神病薬の標的に関する探究はすぐに細胞膜へと及んでいった。しかしどの細胞膜が適切であろうか？

抗精神病薬分子は急速に水表面に分布するので、細胞外液と接触する細胞膜表面に薬剤が蓄積すると予測することは合理的であった。

研究するのに最も便利な細胞膜は赤血球膜であった。

実験は単純であった。文献上、抗ヒスタミン薬が赤血球に対する保護効果を持っているとのいくつかの報告があった。抗精神病薬は抗ヒスタミン薬ととてもよく似ていたので、抗精神病薬について次図に示すように赤血球の破裂を減少させる保護的効果があるかを調べてみた。[105、106]

クロルプロマジンは赤血球膜を拡張し，安定化する。

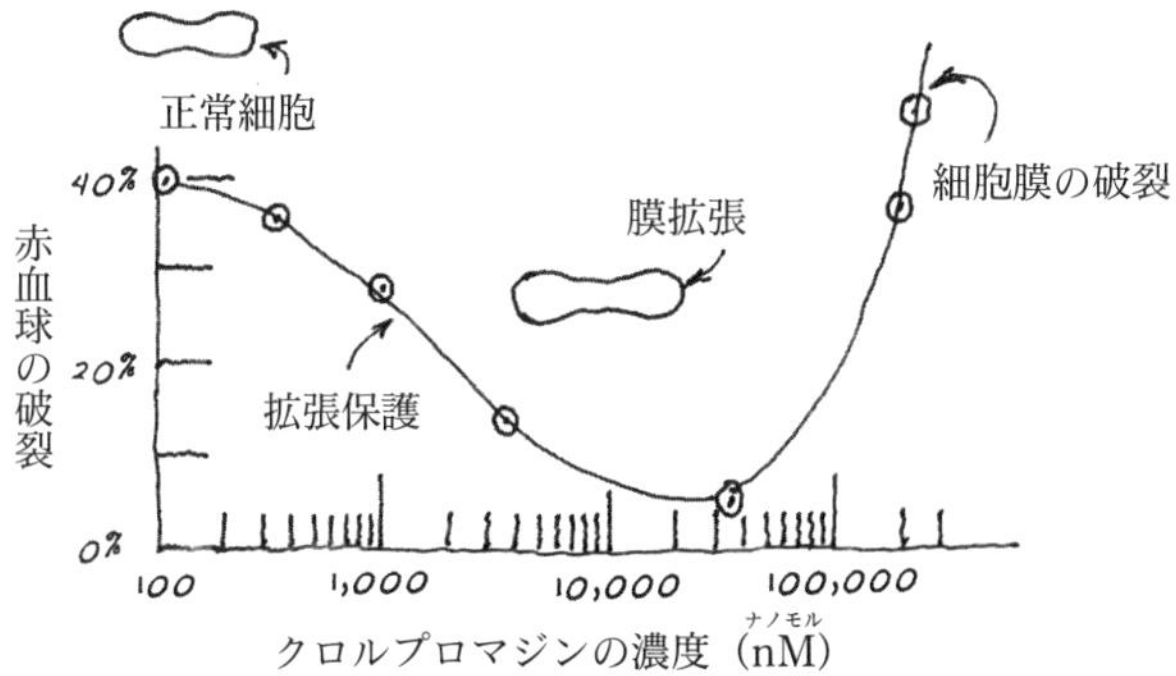

（クロルプロマジンのような）抗精神病薬は脂溶性であり，たやすく細胞膜内に侵入し，その結果，細胞膜を拡張させる。赤血球膜の場合，細胞膜の拡張は細胞を破裂させる前に，細胞容積を大きくさせるまでになる。上の例は対照の赤血球を希釈された食塩水中に置くと，40%の対照細胞が腫脹《しゅちょう》し破裂することを示している。しかし，クロルプロマジン存在下で，クロルプロマジンが侵入して拡張した膜を持った細胞は腫脹し容積が大きくなるが，破裂しない。しかし，極めて高濃度のクロルプロマジン存在下では，抗精神病薬分子が細胞膜を拡張させすぎ，こうして，細胞を直接傷害し，その時点ですべてのヘモグロビンが破壊された細胞から直接放出されることになる（図の右側）。抗精神病薬のこのような界面活性は後に，抗精神病薬は受容体のような膜に関連した標的に作用するとのアイデアに導いた。（フィリップ・シーマン描く）

一、二年で、すべての抗精神病薬が赤血球膜を「安定化」し、赤血球の破裂を防ぐことが明らかになった(140)。

さらなる研究によって、抗精神病薬は膜内に自ら侵入し、細胞膜を拡張させ、より流動化させることによって細胞膜を安定化することが示された(141、142)。拡張と流動化とが膜を物理的損傷から保護するのに役立つのである。事実、フランスの赤十字社は低濃度の抗精神病薬や抗ヒスタミン薬を赤血球の寿命を延ばすために使用しているのである。

さらにすべての麻酔薬も細胞膜を拡張し、流動化することが明らかになった*が、しかし、それは臨床的に使用されている麻酔薬の治療濃度の一〇〇倍という高濃度で生じるものであった。

抗精神病薬の膜安定化についての研究はロックフェラー大学でのパートタイム的課題として行われたものであり、他方でシーマンは白血球内のすべての顆粒が同一の酵素を含有しているかとの当初の学位論文の課題を解決することに繰り返し失敗を続けていた。

「顆粒」の問題についての四年間のがっかりさせられる研究の後、パラディは次のように尋ねた。「そうだね、顆粒の問題は解明できないね、

*すべての麻酔薬も細胞膜を拡張し、流動化することが明らかになった　シーマンの提唱したこの理論は、現在でも全身麻酔薬の作用機序を説明する一仮説として薬理学の教科書に記載されている。

＊Ph.D.　Doctor of Philosophy. 直訳すれば哲学博士。ヨーロッパ中世の大学では、神学部、法学部、医学部、哲学部の伝統的四学部から成っており、哲学部は神学、法学、医学といった職業系以外の学問全般を研究する場であった。その後、哲学から様々な学問分野（自然科学、社会科学、人文科学）が

Ph.D.＊の学位論文にもならない。君は他に何かデータを持っていないの？」

　シーマンは答えた。「私は赤血球と抗精神病薬についての副次的な研究を行っています。もしもあなたがそれをPh.D.論文にふさわしいとお考えになればですが。」パラディはシーマンに生体膜＊と薬剤についての研究に関する下書きを書くように言い、そしてそれをもう一人の教授にも見てもらうと述べた。シーマンはすぐに下書きを書き、パラディに手渡した後、二週間ほど息をひそめて待っていた。その後、パラディは次のように言った。「そうだね、細胞薬理学の分野でのPh.D.の学位論文として十分なように見える。」

　事実、シーマンが一九六七年にロックフェラー大学を卒業したときに、パラディはデトレヴ・ブロンク（Detlev Bronk）学長と聴衆の前で次のように述べた。「ここに、自分の学位を、己の頭脳と勤勉によってのみならず、文字通り、自らの血によって獲得したと言いうる人物がいます。」

　結局のところ、赤血球の破裂を阻止するに必要な抗精神病薬の濃度は、抗精神病薬服用中の患者の血漿中濃度よりもはるかに高いものであった。

独立していくことになったが、学位としては現在でも、欧米では専攻学問のいかんにかかわらず、Ph.D.（哲学博士）の学位が授与される。なお、日本の医学博士は英語では、Ph.D.である。医師でなくても医学部で研究を行い、医学博士の学位を持っている人たちがいる。

＊生体膜　細胞膜のこと。生物は細胞という最小の単位から構成されている。その細胞は細胞膜によって、外と内とが分けられている。細胞膜は主にリン脂質でできている。リン脂質は疎水性（親油性）の部分と、親水性の部分とがある。リン脂質は親水性の部分を外側に、疎水性の部分を内側にして、脂質の二重の層を形成し、それが細胞膜となる。

したがって、抗精神病薬の「膜安定化作用」は抗精神病薬の臨床効果とすぐには結びつかないように見えた。何か別の作用部位、抗精神病薬に対してはるかに感受性のある部位が抗精神病作用そのものにとって責任を負うべき部位に違いない。

しかし、その部位の性質はどのようなものであろうか？　どこから出発したらいいのか？　何を探したらいいのか？　何を測定すればいいのか？

第7章 研究戦略

科学者は問題の本質を把握するモデルを好む。しかしモデルには限界がある。抗精神病薬の標的を探究するうえで、界面活性と赤血球のモデルには限界があった。なぜなら赤血球には電気的に興奮しうる膜が存在していなかったからである。

事実、研究目標への直線的通路は存在しない。事実、ほとんどのよい研究は、まるで酔っ払いの船乗りがたどるような数多くの行き当たりばったりの道筋をたどるのである。アルベルト・セント-ジョルジ（Albert Szent-Gyorgyi）（ビタミンCの発見によるノーベル賞受賞者）は極めてうまくそのことを述べている。彼の薄いが、思慮深い本（『生物学の分子下的基礎』）の中で、彼は次図のような典型的な研究の道筋を記述している。

彼は進歩というものを、A地点から出発し、小さな歩行を積み重ね、ある時は前進し、ある時は後退し、多くの歩みは多少なりとも行き当たりばったりであって、的はずれなものであると述べている。しかし、セント-ジョルジは次のように強調する。科学者がBという目標を達成したときには、科学者は即座に論文を書いて、あたかもそのたどった道筋が直線的で、一歩一歩論理的に進んできたかのような、完成した道筋を記すものであると。しかし論文に発表された道筋は、実際にたどってきたものとはかけ離れたものなのである。

セント-ジョルジは確かな反逆心に満ち、さわやかなほどに率直な人であった。彼は短いが今日では有名な手紙を Science 誌*に書いている。その中で彼は、審査で採用されるような研究助成金（グラント：grant）申請書の内容は実は嘘であって、審査員が助成金申請書の中に見たがっている「予備的なデータ」を作り出すための多くの研究がすでにあらかじめ行われたものであると述べているのである。

＊ **Science 誌**　アメリカの権威ある科学専門雑誌。

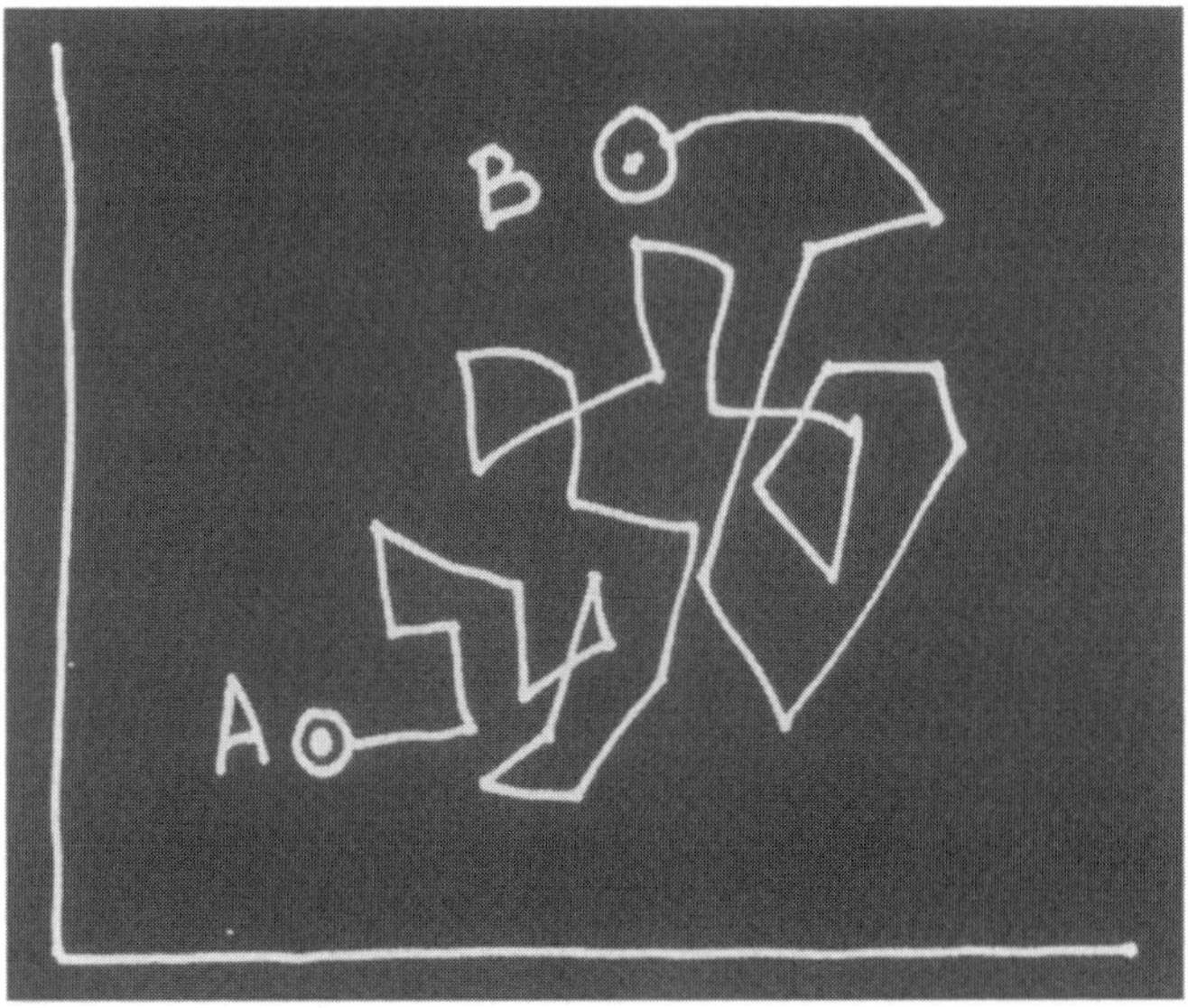

（セント-ジョルジによれば）典型的な研究プロジェクトはA地点から出発し、B地点に終わる途中で、行き当たりばったりの歩みを伴う。（フィリップ・シーマン描く）

パーソナリティがさまざまであるように、研究のスタイルもさまざまなものがある。ある研究者たちは癌《がん》の原因のような重要な研究問題のみに精力を傾けるべきだと感じている。他の人たちは生物学や化学を発明、特許、利益のためにのみ使うことを好んでいる。ある研究者たちは下手な職人であって、プロジェクトからプロジェクトへと絶えず揺れ動き、現在の一時的流行で遊ぶことを好んでいる。しかし、別の人たちは科学を自然のミステリー、大きな謎であると見なし、科学を楽しく解読する必要があると考え、そして望むらくは科学的発見が病気の改善に応用されてほしいと思っている。

研究のスタイルはまた場所にも依存しているかもしれない。ニューヨークと英国のケンブリッジはその大きさは両極端であったが、そのどちらにおいてもよい研究が行われるところである。小さな町は家族に対して友好的であり、研究者のその方面のストレスを最小のものにしてくれる。ところが、例えばニューヨークは子育てにふさわしい町ではない。その歩道は乳母車やぶらぶら歩く歩行者にとってはあまりにも混雑しすぎている。市民たちは子供たちに特に友好的ではない。しかし、犬には我慢しているようであり、犬たちは勝手気ままにふるまっていた。セントラルパークは日曜の午前中、唯一の平和な場所であり、そこではニューヨークタイムズを読了し、マディソン街と六十八丁目の総菜屋からサンドイッチを買ってピクニックを行えた。すくなくとも六〇年代の初期にはそのような状況であった。

シーマン一家はニューヨークの生活の後、一時、英国のケンブリッジに移り住んだ。ケンブリッジでの研究は神聖な学寮とともに、ある長所を有している。町は小さく、静かで、古く、単純である。その単純さは単純な研究を促進する。人々は奇妙な行動様式を持っている。例えば、評議員会館でのランチがあった。そこは古い尖塔《せんとう》のある建物で、そこでケンブリッジの名士たち（少なくとも学寮での長くゆったりしたランチを取る暇のない人たち）がサンドイッチのランチを取るのである。しかし、ああ何ということか、そこでは頭脳的思考を引き起こすようなランチの場における議論というものが全くないのである。むしろ、それとはほど遠かった。各名士は評議員会館の上階でサンドイッチと飲み物を持って座るとすぐに、新聞を選び出し、グループ全体が三十分間死んだような沈黙におちいり、各人は日刊の新聞の中に埋まり、時折、咳払いをするだけなのであった。

英国人たちは高慢な態度をとることにおいて、他より抜きんでている。例えば、訪問研究者がキングズカレッジの黒タイ着用者のみのメンバーによる夕食会において彼のプロジェクトを有名な英国人科学者に説明していると、英国人は「おや、なんてつまらない」などと反応するのである。

才走った英国人の高慢さにもかかわらず、小さな英国の科学共同体は相互作用をも育成していた。例えば、ノッティンガムで行った短い会話がきっかけとなって、核磁気共鳴*を用いて、麻酔薬や精神安定剤が生体膜を流動化することを見つけ出そうとする共同研究が導かれたのだった。

麻酔薬による膜の流動化の発見は根本的かつ重要な進歩であった[89]。この現象はおそらく、なぜアルコール依存症者がアルコールに耐性を生じる*のかを説明できるのである。例えば、少量のアルコールは神経終末を流動化して、筋肉を刺激する少量の化学物質（アセチルコリン）やドーパミンを放出させうる[134]。

しかし、アルコール依存症者や長期間アルコールを飲み続けた動物では、アルコールの存在に対して反応する神経細胞膜の生化学的組成が変化して

＊核磁気共鳴　外部静磁場に置かれた原子核が固有の周波数の電磁波と相互作用する現象。物質の分析、同定の手段として使用が可能。体内の水分子の運動状態の観測から体内臓器の形態もとらえられるようになり、MRIの開発にもつながった。

＊アルコールに耐性を生じる　アルコールなどの依存を生じる物質を長年、多量に摂取し続けていると、同程度の薬理効果（アルコールの場合は酩酊）を得るのに大量摂取が必要になってくる。それを耐性が生じるという。

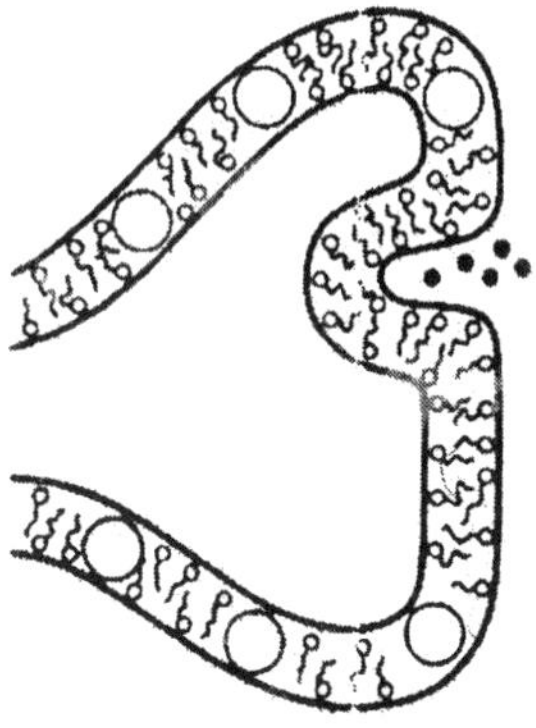

正常な神経終末：
脂質分子は波状で流動化しているように描かれている。
伝達物質分子が放出されることも示されている。

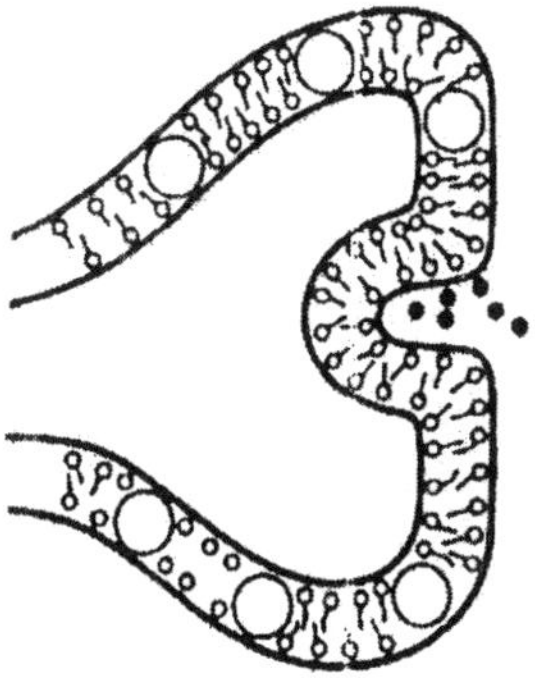

エタノール嗜癖《しへき》ならびにエタノール耐性になった人の神経終末：
膜の脂質分子が固く直線的となり，膜がエタノール（酒類に含まれるアルコール）の流動化作用に対して，より耐えうる状態になっている。

（フィリップ・シーマン描く）

いる。つまり、エタノール（酒類に含まれるアルコール）の流動化効果に拮抗《きっこう》するために、細胞の生化学的組成が脂肪の「より固い」分子を含むように変化するのである。より固い細胞膜はアルコールに対して流動化しにくくなり、そして細胞膜もアルコール依存症患者もともにアルコールに対して一層の耐性を生じるのである(23)。

第8章 抗精神病薬による神経細胞膜の拡張

抗精神病薬と麻酔薬は赤血球膜を安定化させ、拡張するのだが、それらの薬剤は神経細胞膜も拡張させるのだろうか？　その拡張は臨床的に適切な濃度で生じるのだろうか？　抗精神病作用は脳内の特異な神経細胞への特殊な麻酔作用によるものなのだろうか？

新しい方法と新しい器具が、薬剤によって生じる膜拡張を測定することを助けてくれた。球状赤血球膜（ゴーストと呼ばれる。赤血球は通常円板状の形であるが、低浸透圧下では膨大して球状となり、ついには血球中のヘモグロビンが細胞外へ出て溶血する）の容積を測定するコールター・カウンター*を用いて、シーマンは低濃度の全身麻酔薬が〇・四％膜を拡張さ

＊コールター・カウンター
コールターが開発した電気抵抗を利用した粒子測定器具。

せ、局所麻酔薬は四％拡張させることを見いだした。[107、108、109] タンパク質の小さな変化が常に大きな効果をもたらすことを考えれば、このようにわずかな拡張は特に驚くべきことではなかった。

しかし、もっと根深い疑問は、薬剤は神経組織においてもそのように小さな膜拡張を引き起こすかどうかということであった。微細な拡張を測定するための新しい方法を長期間探究した後、シーマンはウィーンのアントン・パール（Anton Paar）社が溶液や懸濁液《けんだくえき》*の密度を一ミリリットルにつき一マイクログラムの正確さで測定できる密度計を作成したことを知った。

パール社の密度計を用いて、彼は〇・九九八六四九 g/ml（グラム／ミリリットル）という神経終末の懸濁液の密度が、局所麻酔作用を示す濃度のアルコール存在下では〇・九九三一三七グラム／ミリリットルまで低下することを発見した。対照となる溶液に対して適切な補正をすれば、この方法は次のことを明らかにした。つまり、局所麻酔作用を示す濃度では神経細胞膜を〇・五％まで拡張し、全身麻酔作用を示す濃度では四％にまで神経細胞膜を拡張するのである。[108]

さらに、一八九九年以来、麻酔薬は脂溶性があるので、細胞膜の脂質部

＊**懸濁液**　顕微鏡で見える程度の大きさの微粒子が液体中に分散したもの。

分において、その作用を発揮することが想定されていた。

しかし、神経細胞膜の拡張は四％であったが、局所麻酔薬分子の容積は石鹸の泡のように薄い膜容積の〇・二％のみを占有するのみであった。別の言葉で言えば、膜は麻酔薬分子によって占有されていた容積よりもはるかに大きく拡張していたのである。したがって、麻酔薬分子はただ単にプリンの中のレーズンのように害なく膜の中に入り込んでいるのではなく、麻酔薬分子容積の十倍以上に膜素材を拡張させるように影響するのである。

このような大きな拡張は膜内のタンパク質の拡張によるものであろう。かくして、膜タンパク質*は細胞膜の少なくとも五〇％を構成している（コレステロールやリン脂質*のような）脂肪分子よりも、麻酔薬と抗精神病薬によってより大きく影響されることが示されたのである。

しかし、この膜拡張は抗精神病薬の臨床効果と関連したものなのだろうか？

臨床的に適切な抗精神病薬濃度とはどれくらいなのだろうか？

抗精神病薬の濃度が臨床的に適切なものであるとどのように決めたらいいのだろうか？

＊膜タンパク質　細胞膜は脂質に加えて、タンパク質からできている。脂質の二重層でできた膜に、さまざまなタンパク質が埋め込まれているような形をとっている。

＊リン脂質　リンを含む脂質。疎水性と親水性の両方の性質を有しているので、細胞膜の重要な構成成分となっている。

第9章 抗精神病薬の治療濃度

精神病ないし統合失調症の生物学的原因を探究するなかで、抗精神病薬の作用の標的を探るという「逆方向の」広く行き渡った、無言の仮説ないし戦略が存在した。その標的を探し出した後、統合失調症の症状を引き起こすのに、その標的が活動過剰になっているのか、活動低下になっているのかを見いだすことができるであろう。その後、我々はその標的の活動性をコントロールしている遺伝子を探究することになり、そして多分、統合失調症の謎が解明されるであろう。

前述した抗精神病薬による膜安定化は、膜の電気的安定化とも関連していた。つまり、抗精神病薬は強力な麻酔薬でもあり、二〇nM《ナノモル》から一〇〇

○nM《ナノモル》の間の濃度で神経インパルスを阻止することがまもなく明らかになった。(144)

しかしこのような濃度の抗精神病薬は、抗精神病薬治療を受けている患者の脳脊髄液内にも存在するのだろうか？　この重要な質問への回答は極めて遅々としたものであった。

最終的に、一九七一年、クリーブランドのアイナ・ジンガレス（Ina Zingales）(199)が重要な抗精神病薬であるハロペリドール*の患者血漿中の濃度は三ナノグラム／ミリリットルであると報告した。この数字はハロペリドールの血漿内濃度は九nM《ナノモル》であるということを意味している。

それに加えて、ジンガレスの報告はハロペリドールが「血漿タンパク質にかなり結合している」と述べているが、血漿タンパク質に結合している割合は報告されていなかった。

ハロペリドールがどのように作用しているのかを決定するためには、ハロペリドールが実際に作用している濃度を得ることが不可欠であった。別の言葉で言えば、血漿タンパク質と結合しているハロペリドールの割合を知ることが不可欠なのである。なぜなら血漿内の遊離（タンパク質に結合

＊**ハロペリドール**　ベルギーのヤンセンが開発した抗精神病薬。強力な抗精神病作用を有しているので、非定型抗精神病薬が開発されるまで、一時、世界で最も多く使用されていた抗精神病薬であった。現在も急性期に注射で使用されることが多い。

J.Chromatogr.54: 15-24 (1971).

ヒト血漿中ハロペリドールのガス・クロマトグラフィー測定法

アイナ・ジンガレス，1970

クリーブランド州立病院研究所

治療中のハロペリドール血漿中濃度が，2.4 ng/ml であるとの最初の報告。後に薬物の約10％が血漿タンパク質に結合していない遊離の薬物であることが見いだされたので，脳に作用する実際の遊離薬物濃度は1 nM《ナノモル》である。このように治療的な遊離薬物の濃度が1 nM《ナノモル》であることを知ったことが，抗精神病薬/ドーパミン受容体発見において決定的なことがらであった。(フィリップ・シーマン記す)

していない）のハロペリドールのみが脳脊髄液と平衡状態にあるからである。

それに加えて、ハロペリドールの界面活性からは、ハロペリドールが水を避けて、空気と水の界面を上昇する傾向があることが示されていた。ハロペリドールのこの性質は、ハロペリドール分子が血漿内の水分を避けて、タンパク質-水の界面に容易に移行することを示していた。別の言葉で言えば、ハロペリドールはたやすく血漿タンパク質と結合し、その結果として血漿水分内の「遊離」ないし非結合状態のハロペリドール濃度は低いことが明らかだった。

ハロペリドールに類似した脂溶性の性質をもつ他の分子は血漿タンパク質の五〇％から九〇％に結合していることが知られていた。このことは血漿中の治療的ハロペリドール濃度は九nM《ナノモル》の五〇％と一〇％の間、つまり四・五nM《ナノモル》と〇・九nM《ナノモル》の間にあることになる。（事実、一九七七年に至って、フォルスマン〔Forsman〕とエーマン〔Öhman〕[36]が血漿中のハロペリドールの九二％はタンパク質に結合しており、八％のみが血漿タンパク質に結合していない遊離の状態であると報告したのだった。）

つまり、実際の患者において治療的作用のあるハロペリドールの濃度は、水の表面張力を低下させる濃度よりもはるかに低かったのである。この事実は界面活性的な高濃度のハロペリドールは、臨床的関連がないことを示していた。

一九六三年から一九七三年の間になされた細胞膜への抗精神病薬の効果についてのほとんどの研究はトロント研究室のもの（この時までにシーマンはカナダのトロントに居住していた）も含め、治療濃度の一nM《ナノモル》よりもはるかに高濃度のハロペリドールを使って行われていたのであった。

したがって、一九七二年ごろには、次のことが明確になってきた。つまり、抗精神病薬の治療標的を探るために、トロント研究室は、過去長年にわたって多くの研究者が抗精神病薬や麻酔薬の膜への作用を調べているときに用いた一〇〇ないし一〇〇〇nM《ナノモル》という濃度よりもはるかに低濃度の一から一〇nM《ナノモル》という範囲で仕事を行わなければならないということである。

それゆえ、ハロペリドールの活性ある濃度が一ないし四nM《ナノモル》の間にあるということを知ってからは、一九七〇年代初期の挑戦はハロペリドールのこの濃度に感受性のある神経系内の特異的な標的を探すことであった。別の言葉で言えば、一ないし二nM《ナノモル》のハロペリドールに感受性のある神経系内の標的を見つけることはできるのだろうか？　もしそれが可能だとするならば、それはハロペリドールの受容体なのかもしれない。

第10章 イエテボリ*なんか恐くない

*イエテボリ　スウェーデンの都市の名前。イエテボリ大学に二〇〇〇年度のノーベル医学・生理学賞を受賞したカールソン教授がいる。

一九五〇年代初期にクロルプロマジンが導入され、五〇年代後期にハロペリドールが導入されてすぐ後に、抗精神病薬はパーキンソン病を患っていない精神障害患者に投与されると、副作用としてのパーキンソン症状を引き起こすことが明らかとなった。例えば、ハロペリドール治療中の患者の書字の大きさが小さくなり、震えるようになった。事実、ハロペリドールの臨床試験の時、ヤンセン製薬はパーキンソン症状の副作用の信頼できる指標として書字検査を用いていた(47)。

なぜパーキンソン病とその病気におけるドーパミン量の低下が、抗精神病薬の作用と関連するのだろうか？　ハロペリドールがパーキンソン症状

治療前

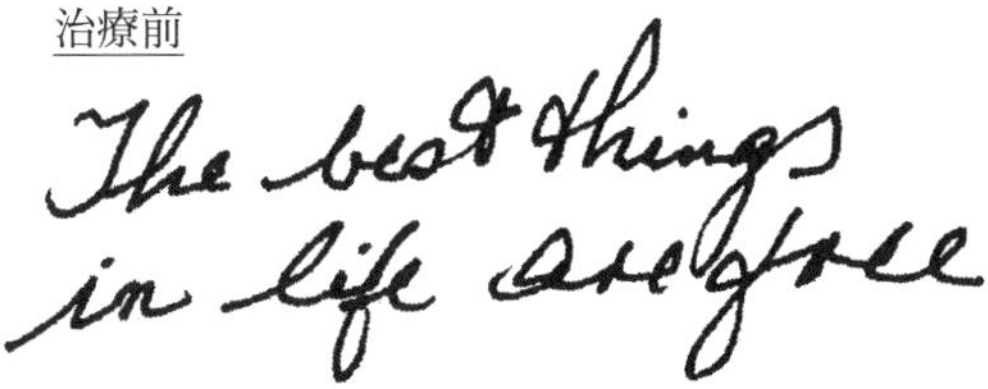
The best things
in life are free

1.5 ミリグラムのトリフルペリドール筋注による治療3日目

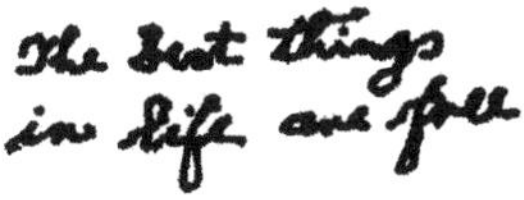
The best things
in life are free

トリフルペリドールというハロペリドール類似の抗精神病薬投与後、硬直した書字というパーキンソン症状が出現しうる。（フィリップ・シーマン記す）

を引き起こすこと、そして、パーキンソン病におけるパーキンソン症状は脳内ドーパミン量の低下と関連するという観察は、ハロペリドールや他の抗精神病薬が脳内のドーパミン神経伝達を妨げているのかもしれないということを示唆していた。

それゆえ、抗精神病薬の作用部位を決める次の論理的段階は、抗精神病薬がドーパミン伝達を妨げるかどうか、そして脳内のどこで妨げているかを決定することであった。

一九五七年、カスリーン・モンタギュ（Kathleen Montague）(92)が神経系内のドーパミンを初めて発見した。彼女の発見に続いて、カールソンらによる類似の報告(16)が行われた。この発見はパーキンソン病で死亡した患者の死後脳内のドーパミン含量が激減しているとの一九六〇年のエーリンガー（Ehringer）とホルニキービッチ(28)の劇的な発見によって、臨床に直接的関連を有するものとなった。

スウェーデンのイエテボリ大学のカールソンとリンドクビスト(15)はクロルプロマジンとハロペリドール投与が脳内のノルアドレナリンとドーパミンの代謝を亢進《こうしん》させるとの発見を行ったものの、彼らはドーパミン受容体に

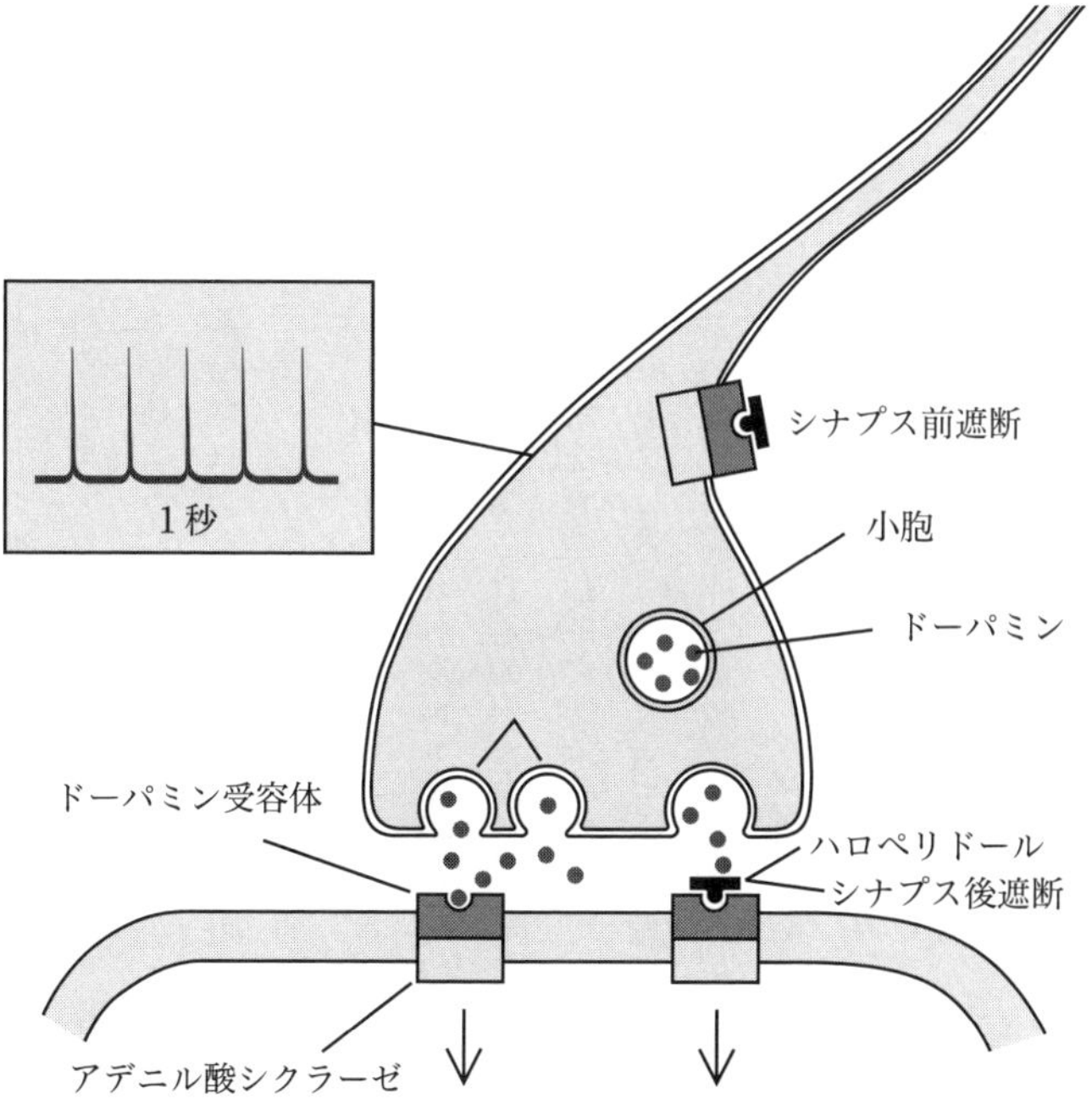

これらの標的（インパルス，ドーパミン放出，ドーパミン取り込み，アデニル酸シクラーゼ，D1 受容体，D2 受容体）のいずれが，1 nM《ナノモル》のハロペリドールに感受性があるのかを確認するのに 10 年を費やした。（フィリップ・シーマン描く）

ついては指摘しなかった。彼らは次のように書いている。「最も可能性のあるメカニズムはクロルプロマジンとハロペリドールが脳内のモノアミン*受容体を遮断しているように見えることである。よく知られているように、これらの薬剤は蓄積されたセロトニンの効果も阻止するのである。」

別の言葉で言えば、これらの著者たちは抗精神病薬がノルアドレナリン、ドーパミン、そしてセロトニンを含む、「モノアミン受容体」のいくつかのタイプを遮断しているかもしれないと提唱しているのであって、彼らはどの受容体が選択的に遮断されるのかを同定してはおらず、試験管内でこれらの受容体のいずれをも直接的に調べたものではなかった。

カールソンとリンドクビストの一九六三年の論文[15]は、しばしば抗精神病薬が選択的にドーパミン受容体を遮断するという法則を発見したものとして誤って引用されている。カールソン研究室の学生たちのアンデン(Andén)たちでさえも[4]、彼らの考察を「クロルプロマジンとハロペリドールは代謝物の除去を遅らせる」との提唱に限定している。そしてその仮説はもはや妥当性を有していないのである。

さらに、七年後に、アンデンら[5]は抗精神病薬がドーパミンとノルアドレ

*モノアミン　化学シナプスにおける伝達物質として作用している化学物質のグループ。この中にセロトニン、ドーパミン、ノルアドレナリンが含まれる。

ナリンの両方の放出を増加させると報告する一方で、彼らは抗精神病薬が選択的にドーパミンを遮断することを示すことができなかったのである。例えば、クロルプロマジンはノルアドレナリンとドーパミンの放出を同程度に増強するのである。

しかし、ハロペリドールはどのようにしてドーパミン伝達を阻害するのであろうか？　ハロペリドールはドーパミン神経細胞の電気的インパルスを阻止するのだろうか？　ハロペリドールはドーパミン放出に影響するのか、あるいはドーパミン神経終末へのドーパミンの再吸収に影響するのだろうか？　ハロペリドールはドーパミン神経細胞内のさまざまな酵素を阻害するのだろうか、あるいはドーパミンが刺激する神経細胞内部の酵素を阻害するのだろうか？

シーマンの研究室はこれらの可能性を実験的に検証していった。彼らは最初に、ラットの脳線条体から分離した神経終末からのドーパミンの自発的放出に抗精神病薬が直接的に作用するかどうかを調べてみた[134]。彼らは確かにクロルプロマジンとハロペリドールが直接的に神経終末に作用してドーパミンの自発的放出を促進することを見いだした。

しかし、例えば、ドーパミン放出を増加させるハロペリドールの濃度は一〇〇nM《ナノモル》以上であって、これはハロペリドールによって有効的に治療されている患者の脳脊髄液中の濃度の約一〇〇倍であった（前の章を参照）。それに加えて、ドーパミン放出を増加させるクロルプロマジンの濃度はヒト脳脊髄液中の濃度の一〇〇〇倍もあった。

それゆえ、明らかに、ドーパミン自発放出への抗精神病薬の作用は臨床的に意味がなく、これらの薬剤の臨床効果と関連する作用ではなかった。

次の研究ステップは、刺激された神経細胞からのドーパミン放出増加を抗精神病薬が阻止するかどうかを調べることであった[135、144]。神経細胞刺激は抗精神病薬作用の主要な部位を調べるためのより生理的な方法のように思えた。事実、すべての抗精神病薬は刺激された神経細胞からのドーパミン放出を阻止したのであった。さらに、抗精神病薬のドーパミン放出阻止能力は、統合失調症をコントロールするために用いられる臨床用量と直接的に相関していた。

しかし、抗精神病薬の力価は臨床一日使用量と完璧に相関していた一方で、残念ながら、実験でのすべての抗精神病薬の濃度は患者脳脊髄液中の濃度の約一〇倍であった。例えば、ハロペリドールは、刺激されたドーパミン放出を一〇から二〇nM《ナノモル》の濃度で阻止するのだが、その濃度は治療中の患者血漿や脳脊髄液中の一ないし二nM《ナノモル》よりはかなり高いのである。

　これらの実験の結果から、抗精神病薬はドーパミンを含有しているシナプス前神経細胞（九三頁のドーパミン神経終末の図参照）を標的としているという考えを放棄せざるをえなくなった。明らかに、実験で使用した抗精神病薬の濃度は、臨床的に適切であると考えるにはあまりにも高すぎるのであった。

　抗精神病薬作用のシナプス前での標的を見いだすことに失敗したことによって、トロント研究室は一nM《ナノモル》から四nM《ナノモル》のハロペリドールによって特異的に標的となる脳内部位を探索し続けた。

　今や、シナプス後へと注意が注がれることになった（九三頁の図を参照）。この時点で、クレメント・コルミエ（Clement-Cormier）[20]ら、ならびにカロバス（Karobath）とレイティチ(Leitich)[64]によって、*アデニル酸シクラーゼと呼ばれるシナプス後の酵素が抗精神病薬の標的かもしれないと報告されていた。この考えはすべての抗精神病薬がシクラーゼを抑制

*アデニル酸シクラーゼ　巻末の注参照。

するという事実に基づいていた。しかし、この示唆に伴う主要な問題点は、抗精神病薬の力価がやはり臨床用量と相関しないということであった。例えば、シクラーゼ阻害には一〇から一〇〇nM《ナノモル》の濃度のクロルプロマジンや他のフェノチアジン*薬を必要とするのだが、これらの濃度は薬物治療を受けている患者の脳脊髄液や血漿中の濃度よりはるかに高いのである。その状況はハロペリドールではさらに悪くなり、患者の治療に要する濃度の二〇〇倍以上の濃度を必要とするのである。このドーパミン感受性アデニル酸シクラーゼという酵素と関連する受容体は、後にD1ドーパミン受容体と命名された。なぜならこれが最初に同定されたドーパミン感受性部位だからである。

それゆえ、D1受容体を含む前述のどの部位も抗精神病薬の臨床作用と意味ある関連を持たないのであった。何人かの研究者、特にケンブリッジ大学のアイヴァーセン（L. Iversen）は少なくとも二つの抗精神病薬受容体があり、一つはクロルプロマジン系統への受容体であり、もう一つはハロペリドール系統への受容体であると示唆していた。

しかし、すべての抗精神病薬にとっての脳内標的となる単一の部位を探

＊フェノチアジン　抗精神病薬を化学構造の違いによって、フェノチアジン系、ブチロフェノン系、ベンザミド系などに分類する。クロルプロマジンはフェノチアジン系に含まれ、ハロペリドールはブチロフェノン系に属する。

し出す研究がシーマン研究室で続けられていた。シーマンは直感的にすべての抗精神病薬が単一の、いまだに発見されていない受容体に作用するということを感じていた。この直感は彼の妻、メアリーのような精神科医たちがクロルプロマジン型の薬剤とハロペリドール型の薬剤との間に臨床的な違いはないと考えているという事実に基づいていた。抗精神病薬間で認められる相違は、大体、その投与量と関連するものであった。

予測される抗精神病薬受容体を同定し、究極的には単離するために断固とした努力をするということが明らかに必要であった。ジャック・ヴァン・ロッスム(188、189)によって、抗精神病薬は選択的にドーパミン受容体を遮断するということがすでにはっきりと提唱されていた。

「この仮設はそれゆえ、ドーパミン受容体遮断がニューロレプチカの作用機序として重要であるということを定めている。この仮説はドーパミン拮抗薬であるハロペリドールやスピラミド*のような特異的なニューロレプチカを研究することによって検証される。」

＊スピラミド　抗精神病薬の一種だが、現在臨床使用されていない。

それゆえ、ヴァン・ロッスムの仮説を実験的に実証するために、ドーパミン受容体を直接的に測定し、ドーパミン受容体への抗精神病薬の選択性を明らかにするための、試験管内の放射*-受容体実験が待たれていた。

事実、抗精神病薬／ドーパミン受容体が一九七四〜七五年にトロント研究室で発見された時、[143、146] カールソンとリンドクビストの論文の引用率が短時間増加した。そのピークは一九七五年のドーパミン受容体測定手技の発見によって刺激されたのだった。次の図はドーパミン研究の開始とドーパミン受容体研究との間に十二年間の間隔があったことを示している。このことは二つの分野が別々の発展によって刺激されたことを示している。

今や、低nM《ナノモル》の濃度のハロペリドールに感受性があり、すべての抗精神病薬に感受性があり、臨床用量と直接的相関のある力価を示し、精神病において狂わされていることがいつか見いだされるかもしれない受容体の探索が行われることになった。これらは現実性のある目標なのだろうか？　これらは達成可能なのだろうか？

＊放射-受容体実験　巻末の注参照。

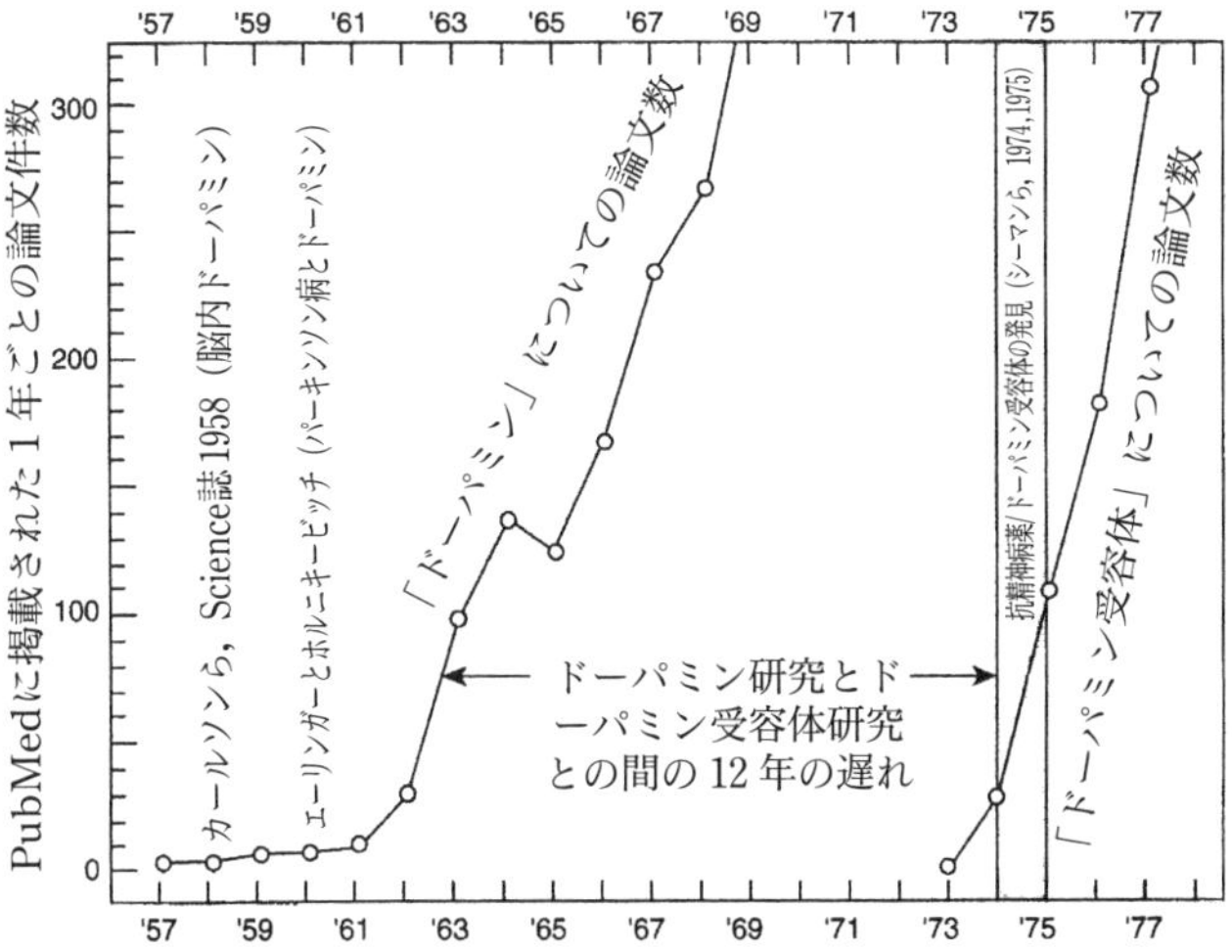

(PubMed＊での）脳ドーパミンについての論文数の増大と，脳ドーパミン受容体についての論文数の増大との間には12年間の遅れがある。2つの発見は互いに独立したものであることを示している。（フィリップ・シーマン描く）

＊PubMed　米国国立医学図書館が提供する世界最大級の医学・生物文献データベース。

第11章 抗精神病薬／ドーパミン受容体

ハロペリドールの治療濃度が一ないし二nM《ナノモル》であるとの予測に導いた計算こそが、一九七四～七五年の抗精神病薬／ドーパミン受容体発見にとって決定的であった。一ないし二nM《ナノモル》の放射性ハロペリドールという手段によってハロペリドールに特異的な標的を同定するために、放射性ハロペリドールを合成するという戦略が必要であった。

もちろん、薬物の標的を同定するための最も単純な方法は、*放射活性のある水素原子か炭素原子のような放射性マーカーを用いて薬物に「標識をつける」ことであった。しかし、一九七〇年ごろは放射活性のある炭素原子で標識された抗精神病薬は二、三種類しかなかった。しかし、このよう

＊**放射活性のある水素原子か炭素原子**　前述の三重水素（トリチウム、^{3}H）や炭素14（^{14}C）のことである。トリチウムは水素原子の放射性同位

な放射性炭素でラベルされた薬剤の比活性は十分に高いものではなく、薬剤が一nM《ナノモル》の濃度範囲まで希釈されると放射線の強さを測定するために十分な放射活性はほとんど得られなかった。これに対し、放射活性のある水素原子（トリチウム）でラベルされた薬剤はもっと比活性が高く、このような薬剤は一nM《ナノモル》まで希釈してもなおモニターするのに十分な放射活性を有しているのである。

ドーパミン受容体を測定するための最も単純な方法は、放射活性のあるドーパミンを購入して脳組織のサンプルと混和することだということは明白なように見えた。トロント研究室はこれを試み、放射性ドーパミンが脳線条体組織と結合し、そして〇・六nM《ナノモル》のハロペリドールがその結合を阻止したことを抄録の形で報告できた[143]。

この発見はついに、ハロペリドールで治療中の患者脳脊髄液中に存在するような極めて低濃度のハロペリドールの阻害作用に感受性のあるドーパミン結合部位が存在することを示したものだった。

しかし、放射性ドーパミンを用いる研究では、一貫した再現性のある結果を得ることが困難だった。なぜなら放射性ドーパミンは脳内の多くのタ

体である。通常、水素原子は一つの陽子と一つの電子のみによって構成されている。これに対し、トリチウムの原子核は陽子一個と中性子二個から構成されている。トリチウムの中性子の一つが弱い放射線（β線、電子）を放射しながら崩壊してヘリウム（陽子が二個の原子）という別の原子へと変わっていく。その半減期は一二・三三年である。トリチウムを結合させた薬物（すなわちトリチウムで標識された放射性リガンド）が受容体結合実験に使用されることが多い。シーマンは抗精神病薬／ドーパミン受容体測定実験にトリチウムで標識したハロペリドール、すなわち放射性ハロペリドールを放射性リガンドとして使用した。

ンパク質に結合してしまうからである。もっと信頼性のある方法が必要だった。

そこで、トロント研究室はいくつかの方法を試してみた。最初は、数ミリグラムのハロペリドール粉末をボストンのニュー・イングランド・ヌクレアー社*（New England Nuclear）へ送り、トリチウム ^{3}H で標識してもらうことを試みた。

二番目に、シーマンはハロペリドールの発明者ポール・ヤンセン*（Paul Janssen）博士に手紙を書き、放射活性のあるハロペリドールの合成を依頼した。

考慮すべきさらなる問題は、真の抗精神病薬の標的が標識されたということを確信することがどのように可能なのかということであった。つまり、トロント研究室の意図は、標識されたハロペリドールを脳組織と混ぜ合わせ、その後、放射性分子が組織に結合するかどうかを見ようとするものであった。

しかし、その結合が抗精神病薬にとって「特異的な」部位に対してのものであるとどのように決定しうるのだろうか？　その答えはすぐにモント

＊ニュー・イングランド・ヌクレアー社　アメリカの放射性化合物の販売製造会社。

＊ポール・ヤンセン　ベルギーの薬理学者。強力な抗精神病薬ハロペリドールを開発した。世界的製薬企業ヤンセン製薬の創立者でもある。

＊鏡像異性体、光学異性体　分子は原子が結合して形成されている。ある分子において、組成となる原子の種類や数が

リオールのアイエルスト製薬からの重要な抄録によってもたらされた。アイエルスト製薬のレスリー・ハンバー（Leslie Humber）博士[55]が、相互にミラー・イメージ（鏡像関係）となるブタクラモールという抗精神病薬のペア（鏡像異性体*、光学異性体*）を合成したのであった。

ハンバーの鏡像異性体の抗精神病薬分子は必要なことがらを正確に満たすものであった。なぜなら(+)《プラス》ブタクラモールと呼ばれた一つの分子はドーパミンの関与する動物行動実験で活性があり、(−)《マイナス》ブタクラモールと呼ばれたもう一つの分子は活性がなかったのである。受容体試験を計画する目的のためには、もしも放射性ハロペリドールの組織への結合が活性型のブタクラモールで阻害され、不活性のブタクラモールで阻害されなければ、抗精神病薬の標的が見つけられたということになるのである。このような放射性ハロペリドール結合の相違は抗精神病薬標的への結合を表しているのである。事実、このことは後に正しいと証明され、そして抗精神病薬受容体がその結果、見いだされたのであった。

しかし、受容体を標識するために、ハロペリドールの治療濃度である一nM《ナノモル》の濃度で放射性ハロペリドールを使用するためには、トリチウムで標

同じであるが、構造の異なるものを異性体という。ある物を鏡に映した場合、鏡に映った像は元の物に類似していても、それらを重ね合わせることができない。そのように、二つの異性体同士を立体的に重ね合わせることができない場合、相互に鏡像異性体であるという。ある薬物に二つの鏡像異性体がある場合、一方を(+)、他方を(−)と表示することがある。その薬物がある受容体に結合する場合、一方の異性体がその受容体に強く結合し、他の異性体は弱くしか結合しないということがありうる。ブタクラモールという薬物については、(+)ブタクラモールはD_2ドーパミン受容体に結合するが、(−)ブタクラモールは結合が弱いという性質を有している。

識されたハロペリドール（すなわち[3H]ハロペリドール）の放射活性を極めて強力にする必要があった。少なくともハロペリドール一ミリモルあたり一〇キュリー*の放射活性が必要であった。

しかし、放射性[3H]ハロペリドールの請求に応じて、ベルギーのビールスにあるヤンセン製薬から、一九七一年にヘイカンツ（J.J.P. Heykants）によって、また一九七二年にジョー・ブルグマンス（Jo Brugmans）によってトロントに送られてきたサンプルは一ミリモルあたり〇・〇三から〇・〇七キュリーの放射活性しかなかった。それに加えて、ボストンのニュー・イングランド・ヌクレアー社によって用意された放射性ハロペリドールはこれもまた一ミリモルあたり〇・一キュリーという低活性であった。これらの放射活性はあまりに低いので、ラベルされた脳組織は検出するに十分な放射線を放射しないであろう。

最終的に、フィリップ・シーマンからの度重なる要請に応えて、ポール・ヤンセンはベルギーIRE（ベルギー、フレウルスの国立放射性元素研究所）のウィナンド（M. Winand）氏にトロント研究所のためもっと比活性の高い[3H]ハロペリドールを合成するように頼んでくれた。ベルギー

＊キュリー　放射能の強さの単位。1キュリーは3.7×10^{10}壊変毎秒と定義されている。放射能の研究を行ったキュリー夫妻にちなんで使用されている。最近はキュリーに代わって、ベクレルの単位が使用される。1キュリーは3.7×10^{10}ベクレルに等しい。

IREはすぐに一ミリモルあたり一〇・五キュリーの[^{3}H]ハロペリドールを一九七四年の六月までにトロント研究室に送付してくれた。

この新しく合成された[^{3}H]ハロペリドールを用いれば、一nM《ナノモル》ないしそれ以下の低濃度の放射性ハロペリドールを含む溶液をたやすく用意できるのである。これらの溶液を脳線条体*組織と混和し、次いで濾過《ろか》すると、濾紙上にはカウンターで検知しうるほどの放射活性により標識された受容体が存在していたのである。この一般的な方法は放射受容体測定と呼ばれ、この方法は今日、生物学研究における数百もの受容体の測定にごく普通に使用されている。

ベルギーから到着したばかりの新しい放射性ハロペリドールの最初のテストは、一九七四年の興奮する日であった。技術員のマーガレット・チャウ・ウォンがラット脳線条体からの神経組織標本を一nM《ナノモル》の[^{3}H]ハロペリドールと試験管内で混和した。三十分間実験机上に試験管を立てておいた後に、緩衝液から神経組織を分離する必要があった。その分離には組織を試験管の底に遠心分離するか、懸濁液を濾過して組織を濾紙上に残すかのどちらかの方法があった。

＊**脳線条体**　大脳の深部にある神経細胞の集団であり、錐体外路系に属する。錐体外路系とは人間の運動を不随意的（自分の意思とは関係なく）に調節している神経系である。この線条体にドーパミン神経細胞の神経終末が多く、したがってドーパミン受容体も豊富に存在する場所である。

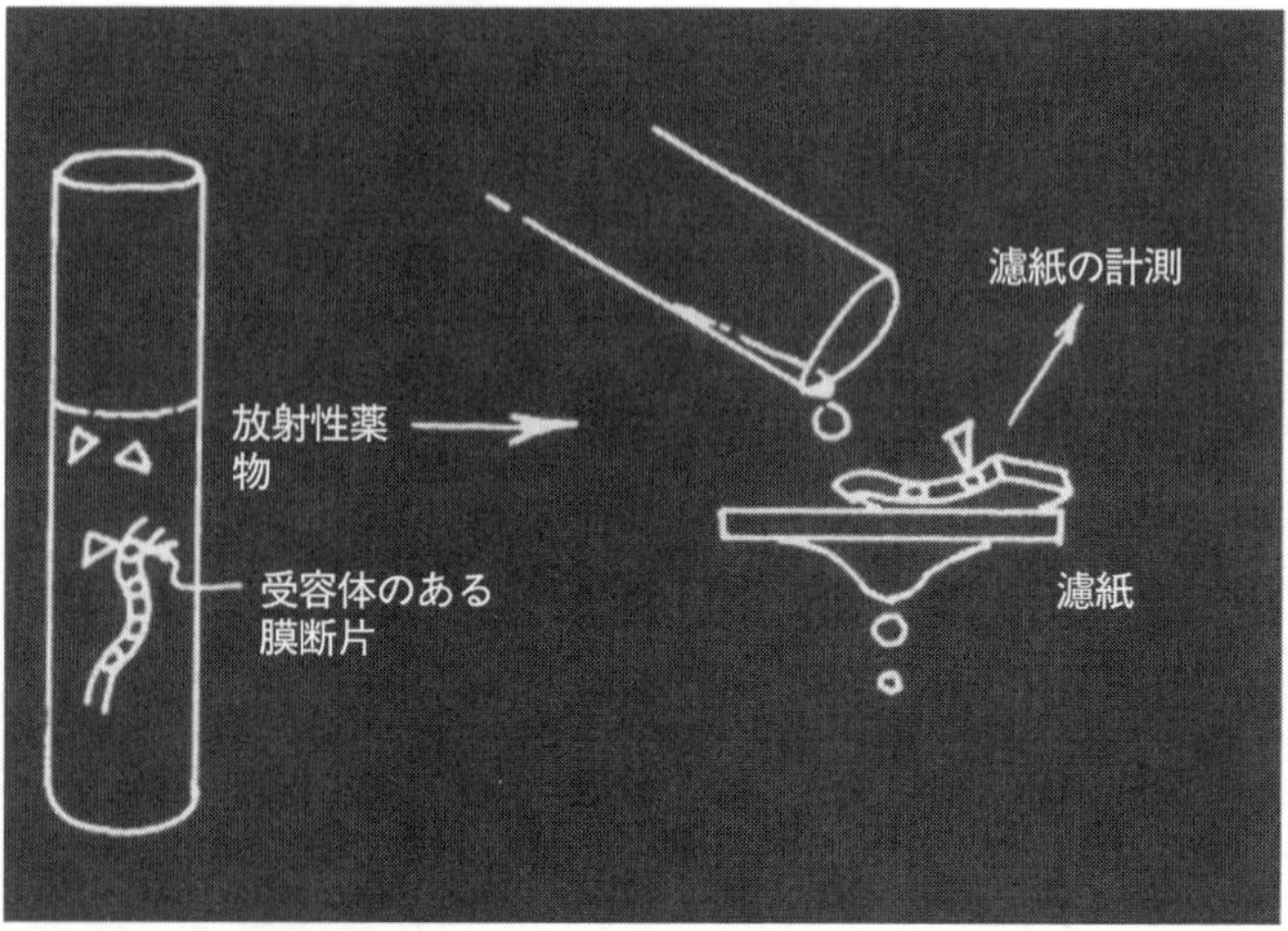

抗精神病薬受容体数の測定のため，脳組織を放射性ハロペリドールと混和した後，濾過した。濾紙を洗浄後，標識された受容体の放射活性を測定した。(フィリップ・シーマン描く)

遠心分離法の方がより正確であったので、私たちの最初の実験は試験管底に神経組織を遠心して沈渣《ちんさ》とし、上清中の[^{3}H]ハロペリドールの量を測定した。組織に吸収されるか、あるいは結合した[^{3}H]ハロペリドール量は計算で求められた。研究室ではその後、濾過法で組織を液から分離した。結果はどちらの方法によっても同じであった。

しかし、これらの方法にはいくつかの落とし穴があり、その落とし穴を検証しなければならなかった。放射性ハロペリドールが試験管のガラス壁、濾紙の繊維、関係のないタンパク質や脂肪など意味のない標的に結合してしまいかねないので、研究室は放射性ハロペリドールが意味のある極めて特異的な標的に結合していることを確かめなければならなかった。

前述したように、放射性ハロペリドールが意味ある標的に特異的に結合していることをはっきりさせる最良の方法は、動物や人間における極めて特異的な抗精神病作用を有する阻害薬物を入手することである。放射性ハロペリドールの特異的結合を阻害する多くの抗精神病薬の中に、相互に鏡像関係にある(+)《プラス》ブタクラモールと(−)《マイナス》ブタクラモールという二つの薬物があった。

(+)ブタクラモールは放射性ハロペリドール結合を強く阻害したが、(−)ブタクラモールの阻害作用は弱く、極めて高濃度でなければ阻害効果がなかった。(+)ブタクラモールが動物実験で効果のある抗精神病薬であり、(−)ブタクラモールはそうではないので、この二つの薬物がハロペリドール結合の種類を確定するのに役立つのである。つまり、非活性の(−)ブタクラモールが放射性ハロペリドールの非特異的結合量を確定し、活性ある(+)ブタクラモールが放射性ハロペリドールの全結合量を確定するのである。この二つの薬剤の作用の差が放射性ハロペリドールの特異的標的への「特異的結合」ということになる。(+)ブタクラモールと(−)ブタクラモールの間の異なった作用が図に示されている。

脳組織への放射性ハロペリドールの結合測定に成功した後、[145、146] どのようなタイプの薬物がこの結合を阻害するのかを調べることがすぐに必要であった。他のいくつかの抗精神病薬も[^{3}H]ハロペリドール結合を阻害することがすぐに見いだされ、これは米国神経科学学会（Society for Neuroscience）で報告された。[145、146]

多くの抗精神病薬がテストされた。それらのすべてが臨床的抗精神病効

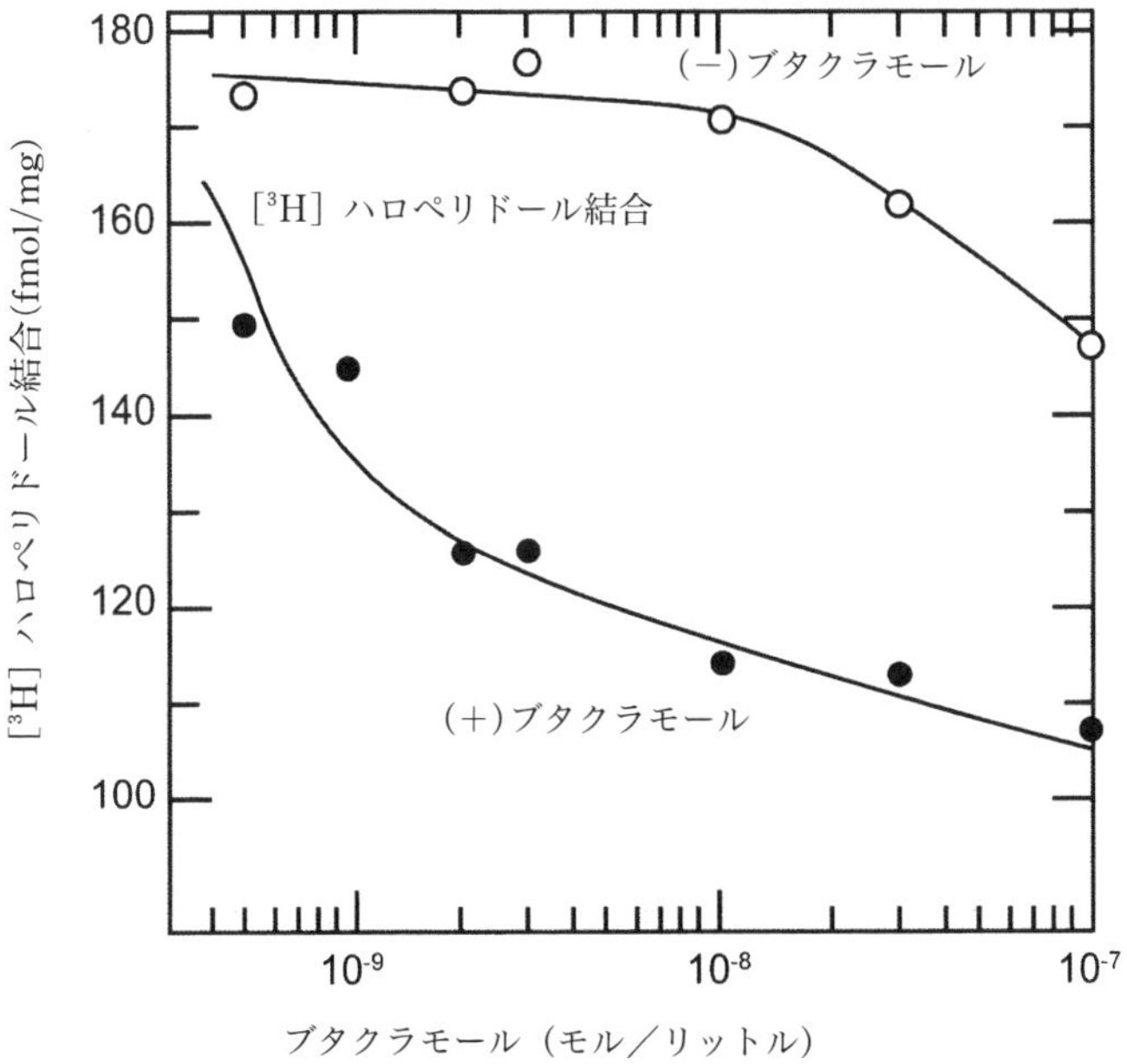

試験管内でのラット神経組織標本への放射性ハロペリドールの結合。組織と懸濁液を分離後測定。(+) ブタクラモールのような活性ある抗精神病薬の存在は結合を阻害する。しかし，(−) ブタクラモールのような非活性薬の低濃度の存在は結合を阻害しない。*(シーマンら，PNAS誌 72 : 4376-4380，1975[146]より許可を得て転載)*

果と直接的に関連する濃度で抗精神病薬受容体を遮断したのだった。(147)
もし新しい抗精神病薬が合成されれば、試験管内で抗精神病薬受容体を阻止する薬剤濃度から、一日の臨床使用量を予測することが可能なのである。

そしてすべての抗精神病薬がその臨床効果と直接的に関連して、この放射性ハロペリドール結合の特異的結合を阻害するので、シーマン研究室はこの受容体に「抗精神病薬受容体」とニックネームをつけたのである。

「結合部位」ないし「受容体」が発見されたとき、その受容体を定義する主要な基準は多くの自然に存在する内在性*化合物の中で、その結合部位に最も強い親和性をもって結合するのはどの物質かということである。その受容体はその内在性化合物にちなんで命名されるのである。

これが受容体を定義する最も重要なガイドラインである。例えば、$[^3H]$ハロペリドールによってラベルされる抗精神病薬受容体の場合には、多くの内在性神経伝達物質と競合させて、どの物質が最も強く$[^3H]$ハロペリドールの特異結合を阻害するのかを見る必要があった。

事実、ノルアドレナリン、アセチルコリン、セロトニンを含むテストさ

*内在性　脳内に天然に存在する物質という意味。

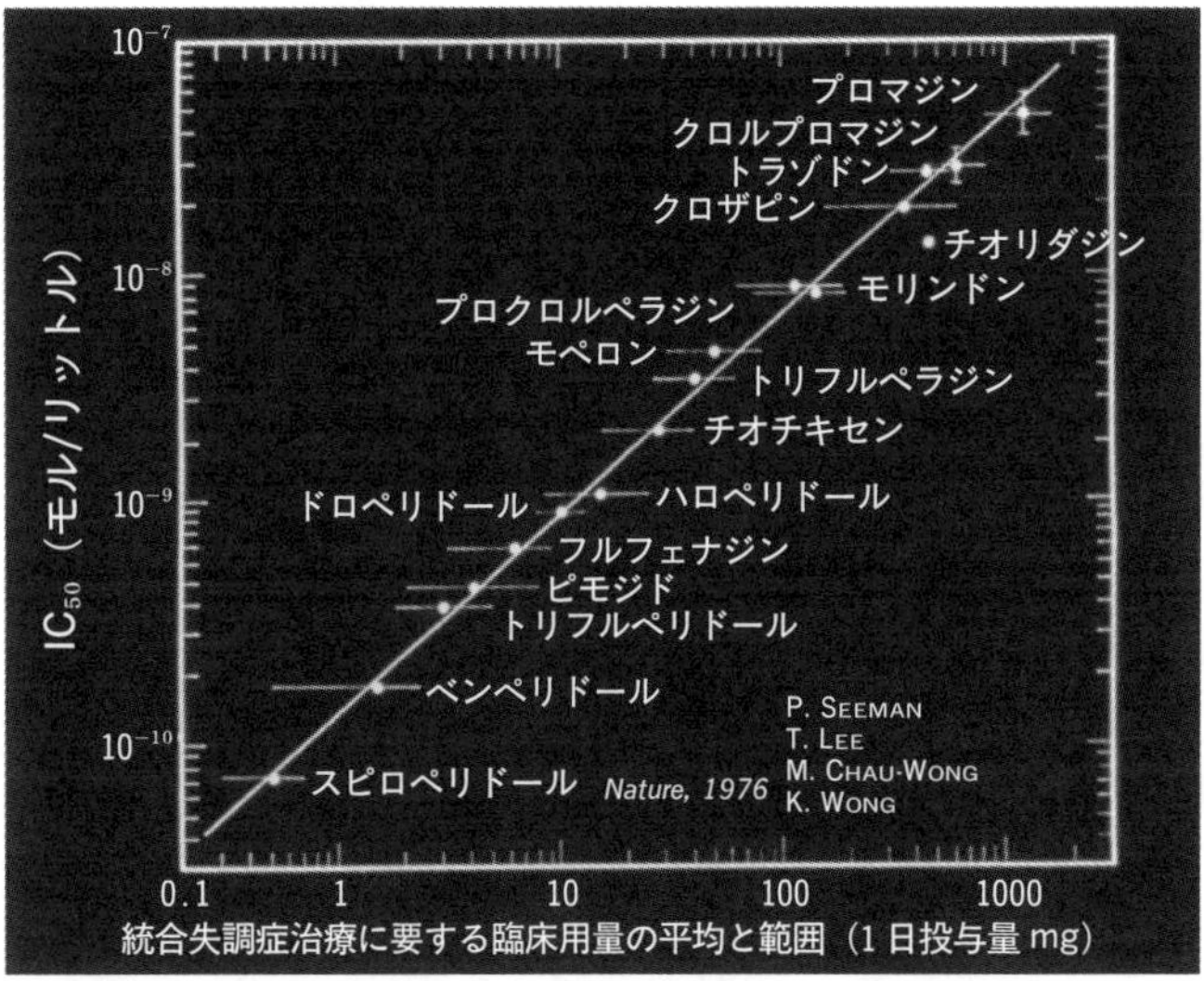

抗精神病薬の平均臨床用量が，死後脳線条体への放射性ハロペリドール結合を抑制する力値（IC_{50}，結合を50％阻害する濃度）と関連する。（シーマンら，*Nature* 誌 *261*：717-719，1976[147]より許可を得て転載）

れたすべての内在性化合物の中で、ドーパミンが最も強く$[^3H]$ハロペリドール結合を阻害したのである。このことは抗精神病薬受容体が実際はドーパミン受容体であることを示していた。

一九七五年七月にパリで行われた国際神経精神薬理学会（CINP）で、パリ市庁舎の中庭でのイブニングレセプションの時、シーマンはポール・ヤンセンのところに走っていって、抗精神病薬の平均臨床用量と試験管内の抗精神病薬力価との相関図*を彼に示した。ヤンセンはただ笑って、各抗精神病薬の臨床用量の平均値を出すことは、世界のすべての宗教の平均値を出すようなものだと言った。

にもかかわらず、その相関図は統合失調症のドーパミン仮説の礎石であり続け、なおも統合失調症の原因を説明するための主要な主張者として生き残り続けているのである。事実、プエルトリコのサンファンでのある日の会合で、カンファレンスの議長が、もし彼がそのスライド（前に示した図）が見せられるたびごとに一ドルをもらっていたら、自分は大層な金持ちになっていただろうと冗談を言ったことがあった。

シーマンがポール・ヤンセンに相関図を見せたと同じ一九七五年の学会

＊相関図　一九七六年の Nature 誌に掲載された、抗精神病薬の臨床用量と、試験管内での神経細胞膜への$[^3H]$ハロペリドール結合阻止能（D_2ドーパミン受容体への親和性）との間に相関があるとの図（一一三頁）は、シーマンの名前を世界的に有名なものとした。この図は、今日でも世界中の精神医学および薬理学の文献で、抗精神病薬の作用機序は脳内ドーパミン受容体遮断であることを初めて直接的に示した証拠として引用され続けている。

で、ヤンセンはたまたま会場のホテルのロビーでソロモン・スナイダー*(Solomon Snyder) と会い、ようやく$[^3H]$ハロペリドールを受け取ったこと、そしてそれがベルギーIREから入手可能であることを彼に告げたのだった。後に一九七五年と一九七六年にスナイダーらによって発表された$[^3H]$ハロペリドール結合のパターンは、トロントのデータと一致するものだった[13, 173]。一九七五年のPsychopharmacology Communications誌のスナイダーの論文[173]は、$[^3H]$ハロペリドールによってラベルされる抗精神病薬受容体を記載したPNAS誌のトロントの一九七五年の論文を引用している。それに加えて、一九七六年のバート (Burt) ら[13]の論文はトロント研究室から(+)《プラス》と(−)《マイナス》ブタクラモールの提供を受け、そのことによってスナイダー研究室が$[^3H]$ハロペリドールの立体選択的な結合を示すことができたとの謝辞を述べている。

ドーパミン受容体の命名

しかし、二、三年の間、ドーパミン受容体の分野では混乱があった[11]。これは多くの新しい放射性薬物がドーパミン受容体を標識するために作成

***ソロモン・スナイダー**　アメリカの有名な精神医学者で神経科学者。ジョンズ・ホプキンス大学教授。D_2受容体発見はシーマンらおよびスナイダーらがほぼ同時に行ったと記述されている資料（論文や本）が多いが、本書には明らかにシーマンのグループが一歩先んじていた様子が描かれている。

されたこと、そして多くの研究がドーパミン受容体結合部位を測定するために異なった実験条件を用いたためである。

一九八五年までに、ドーパミンの結合部位には二組あることがわかってきた。つまりタイプ1ドーパミン受容体とタイプ2ドーパミン受容体であり、これらにはドーパミンD1受容体とドーパミンD2受容体というニックネイムがつけられた。

これらの二種類のドーパミン受容体ないし「応答器」という分類は、ドーパミンがある神経細胞は刺激するが、他の神経細胞は抑制するという一九六五年のフロイド・ブルーム（Floyd Bloom）の初期の研究[9]や、その後の一九七六年のクールス（Cools）とヴァン・ロッスムの研究[21]とよく一致するのである。さらに、あるドーパミン受容体は前述したようにシクラーゼと関連し、他のドーパミン受容体はシクラーゼと関連していないのである。

さらに、これらの二つの受容体の各々が、ドーパミンに対して高親和性*を示す状態とドーパミンに対して低親和性を示す状態で存在するのである。[38, 194] 原則として放射性ドーパミンはドーパミンに対して高親和性を示す状態の

＊ドーパミンに対して高親和性を示す状態と、低親和性を示す状態　巻末の注参照。

みを標識することが予測される。これに対し、放射性ハロペリドールはドーパミンに対して高親和性を示すものと、ドーパミンに対して低親和性を示すものを含めたD２受容体全体を標識するのである。

一九七九年にスパノ（Spano）ら[175]、そしてケバビアン（Kebabian）とカルヌ（Calne）[66]によって$[^{3}H]$ハロペリドールで標識される受容体はD２受容体と命名された。後でまとめるように、現在では五種類の異なったドーパミン受容体が認められ、分離されている。

いまや抗精神病薬受容体が発見された。統合失調症や他の精神病においてその受容体は異常なのか、または変異しているのかを知るためにはどのように検証すればよいのだろうか？

第12章　統合失調症のドーパミン仮説

一九六三年に抗精神病薬の研究を開始し、一九七四〜七五年には抗精神病薬受容体を発見したので、シーマンの研究に向かう根本的理由は、統合失調症で典型的に現れる不合理な思考の根本的解明が未解決であることだった。いまや研究計画として統合失調症患者脳内のD２受容体に変化があるかどうかを調べる準備が整ったのであった。この目標は統合失調症についてのヴァン・ロッスムの理論の追究と一致したものである。

統合失調症のドーパミン仮説は最初に一九六七年にジャック・ヴァン・ロッスムによって概略化されたものであり、二〇〇二年にバウマイスター（Baumeister）とフランシス（Francis）[8]によって適切にまとめられている。（カールソンとリンドクビストの一九六三年の論文[15]がしばしば統合失調症のドーパミン仮説の起源として誤って引用されている。文献112を参照）

ヴァン・ロッスムは次のように言い表している。

「ニューロレプチカが脳内ドーパミン受容体を遮断することによって作用しているのかもしれないとの仮説は二、三の選択的かつ強力なニューロレプチカを用いた予備的実験によって実証されてきた。ドーパミンに対して反応する単純で分離された組織が緊急に必要である。そのことによって特異性の乏しいニューロレプチカも研究しうることになり、仮説がさらに検証されうるのである。ニューロレプチカによるドーパミン遮断という仮説がさらに実証されたとき、統合失調症の病態生理について一層進展した結果が得られるかもしれない。ドーパミン受容体の過剰刺激が統合失調症病因の一部なのかもしれない。」

それゆえ、抗精神病薬がドーパミン受容体に作用しているとの直接的証拠は、ヴァン・ロッスムの仮説の最初の部分を支持するうえで必須なものであった。統合失調症については数多くの理論があったが、しかし最も長続きしている説は、統合失調症ないし精神病のドーパミン仮説である。

試験管内における抗精神病薬／ドーパミン受容体の発見により、これらの受容体の密度や性質を動物脳で直接的に測定できるのみならず、ヒトの死後脳や、後になって、*PET《ペット》（positron emission tomography：陽電子放出断層撮影）の手技により生きている人間においても測定することが可能になった。

統合失調症は脳内のドーパミンD2受容体が多すぎることによって発症するのだろうか？

もし統合失調症がドーパミン受容体が多すぎることが原因で発症するとすれば、それでは脳内にはどのようなタイプのドーパミン受容体が存在するのか？

変異したドーパミン受容体が統合失調症では活動過剰になっているのであろうか？

***PET**　巻末の注参照。

***クローニング**　ある特定の遺伝子を増やして、単離することをいう。ドーパミン受容体などの、さまざまな受容体はタンパク質である。タンパク質は数多くのアミノ酸が連結した高（巨大）分子である。細胞の核内に、遺伝子であるDNAが存在する。身体を構成するタンパク質は遺伝子DNAの指令によって、そのアミノ酸配列が指定され細胞内で合成される。DNAは核酸が鎖状に連結した高分子である。DNAには四種類の塩基が含まれており、三個の塩基

ドーパミン系に活動過剰を生じるようなドーパミン受容体の変異が存在するのだろうか？

すでに述べたように、ドーパミン受容体にはD1とD2という二つの主要なグループが存在するのである。

D1類似のグループはドーパミン刺激性シクラーゼと関連しているが、[^{3}H]ハロペリドールによって選択的に標識されるものではない。D1受容体に対する抗精神病薬の力価は、抗精神病薬の臨床用量とは相関しないのである。D1に類似している受容体は、現在、D1受容体に加えてD5受容体が*クローニングされている（後述）。

D2類似の受容体はアデニル酸シクラーゼを刺激せず、今ではアデニル酸シクラーゼを抑制することが知られている。D2受容体に類似している受容体としては、現在、*D2Short、*D2Long、*D2Longer、D3、そしてD4の五種類のドーパミン受容体の存在が知られている（後述）。

さらに、これらの各受容体はドーパミンに対して高親和性の状態と、低親和性の状態をとり、ドーパミンに対して高親和性を示すD2Highが受容体の機能と関連した状態なのである。D2High状態は体内のエネルギー

の配列が一個のアミノ酸の配列を決めている。このように、遺伝子の情報とは基本的にタンパク質の構造を決める情報である。今日、分子生物学的技術によって、さまざまな受容体タンパク質の合成を指令している遺伝子を発見し、人為的にその遺伝子を増殖して、結果として、受容体タンパク質も合成することが可能になっている。

＊ **D2Short、D2Long、D2Longer**　D2受容体には、そのタンパク質の長さによって、Short、Long、Longerと三種類が存在する。ただし、この三種類のD2受容体の遺伝子は、同一のD2受容体遺伝子である。同一遺伝子にもかかわらず、なぜ長さの異なるD2受容体が生じてくるのかは後述されている。

貯蔵物質であるATP*またはGTP*によってD2Low状態へと急速に変換されるのである。

D2受容体への抗精神病薬力価の相違は？

ドーパミン受容体の放射受容体測定が一般的に行われるようになるとともに、多くの研究室がD2受容体に作用する特定の薬物に関して、いくぶんか異なった遮断能力を見いだすようになった。例えば、トロント研究室は試験管内で約一nM《ナノモル》のハロペリドールがD2受容体の半数を遮断することを見いだしたが、他のいくつかの研究室では○・二nM《ナノモル》から三三nM《ナノモル》という範囲の濃度のハロペリドールがD2受容体の半数を遮断すると報告していた。なぜこのような相違が生じるのだろうか？

「組織の問題」

試験管内の薬物力価についてのこのような相違は、それぞれの研究室で異なった組織量や異なった放射性リガンドを使用したことによることが明らかになった。例えば、試験管内に多くの組織を入れるほど、受容体遮断

＊ATP：アデノシン三リン酸、GTP：グアノシン三リン酸　ともに高エネルギーを持った化合物。
　D1、D2受容体のような、ある種の受容体はGTP結合タンパク質関連受容体である。試験管内で受容体を測定する実験において、ATPやGTPという物質を大量に加えると、ATPやGTPはGTP結合タンパク質に結合する。そうすると、受容体は内在性伝達物質（D2受容体の場合はドーパミン）に高親和性を示す状態から、低親和性を示す状態へと転換するのである。このような過程を経て、受容体からの情報はアデニル酸シクラーゼなどの細胞内情報伝達部分へと伝わるのである。

　例えば、D1受容体と関連するGTP結合タンパク質は、

に要する濃度は高くなるのである。事実、トロント研究室ではこれを「組織問題」と呼んでいた。二番目に、もしも受容体を標識するために脂溶性の高い放射性リガンドを用いると、受容体遮断のためにもっと多くの抗精神病薬を必要とするのである。

このような技術的側面は退屈なものであったが、D2受容体やその他の受容体に対する抗精神病薬親和性の正確な値は、精神病改善の主要な標的を同定するために重要であった。それゆえ、このような理由により、受容体に対する抗精神病薬の親和性を変化させうるすべての技術的要素を明らかにすることは大切であった。

統合失調症の脳

統合失調症の原因を探るための元来の「逆方向戦略」に則って、そして今や抗精神病薬受容体という標的が同定されたことにより、次のステップは統合失調症においてこの受容体の具合が悪くなっているのかを見つけ出すことだった。

トロント研究室は統合失調症で亡くなったヒトの死後脳組織を得ること

アデニル酸シクラーゼを活性化して、サイクリックAMPを増加させ、D2受容体と関連するGTP結合タンパク質は、アデニル酸シクラーゼを抑制して、サイクリックAMPを減少させるのである。

に多くの時間を費やした。このことはあとに残された遺族や病院の病理学者たちと話をすることを意味していた。このように大切な死後組織を得るためにはかなりの時間と努力を必要としたので、人脳バンクが必要なことが明らかになった。

トロント総合病院の神経病理学者、カサリーヌ・ベルジェロン（Catherine Bergeron）医師は極めて協力的であり、このような脳バンクをほとんど独力で出発させた。これを彼女はカナダ脳組織バンクと命名した。統合失調症の死後脳はいくつかの異なった供給源から集められた。そのほとんどはロサンゼルスにあるウォズワース病院の国立神経学研究所検体バンクからであり、カナダ脳組織バンクからも少数のサンプルが得られた。

トロント研究室は統合失調症の死後脳内で抗精神病薬／ドーパミン受容体（後にD２受容体と呼ばれる）の数が増加していることを見いだした。受容体数は統合失調症患者では、精神障害を患っていなかった対照の人脳よりも約二、三倍に増加していた。D２受容体測定を用いて、トロント研究室は統合失調症死後脳組織のD２受容体数が次図のような増加を示していることを見いだした。(149)

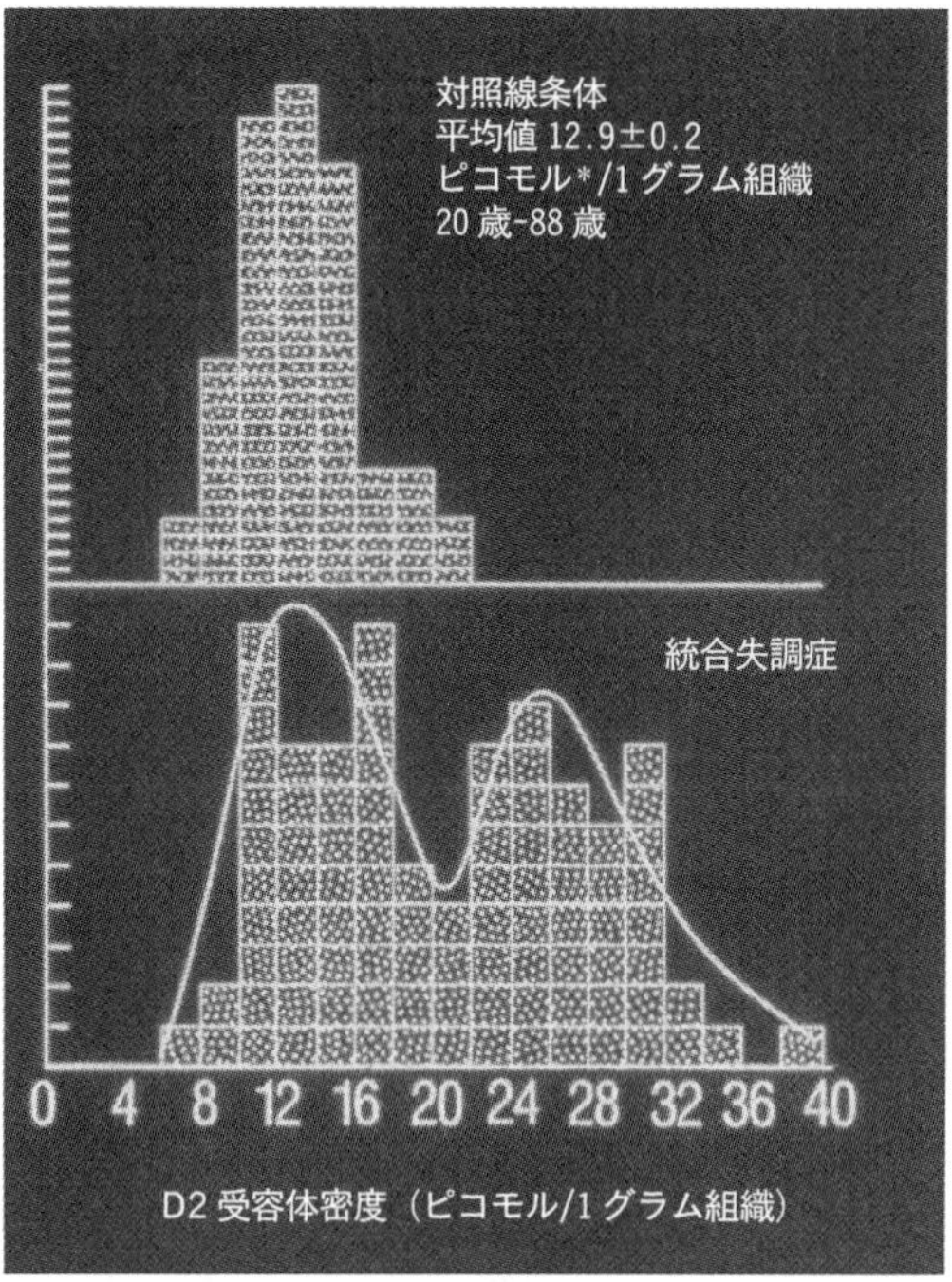

各四角は1人の人脳のD2受容体密度を示す。対照者の死後線条体（尾状核と被殻）のドーパミンD2受容体の12.9という平均密度と比較して，統合失調症線条体のD2密度は2つのグループに分けられる。1つはD2受容体数が2倍であった。これらの高密度を示した何人かは抗精神病薬治療を受けていなかった。（フィリップ・シーマン描く）

＊**ピコモル**　1ピコモルは10^{-12}モルである。

死亡したほとんどの統合失調症患者は生前に抗精神病薬の投薬を受けていた。それゆえ、抗精神病薬治療が患者の生前に、より多くの脳内D2受容体を作り出していた可能性があるのである。*

図は死後脳のD2受容体が二つのグループに分けられることを示している。統合失調症の一つのグループは、その生前にほとんどの人が抗精神病薬治療を受けていたにもかかわらず、正常値を示す群である。二番目のグループは正常値の二倍の値を示していた。

トロント研究室は一九七七年のカリフォルニア州、アナハイムで開催された米国神経科学学会でこれらの所見を発表した。多くの国の多くの新聞がこの研究に言及した。ロサンゼルス・タイムズ紙はD2受容体について「狂気の部位」と言及した。この所見はマイアミの新聞でも報道され、その記事はある男の注意を引き、彼は自分の遺志でトロントの研究に基金を遺贈したのであった。しかし、そのお金は、母親を殺害した統合失調症の彼の娘を入院させていたフロリダ州立病院の方に行ったので、その研究基金は実現化されなかった。

＊抗精神病薬治療が患者の生前に、より多くの脳内D2受容体を作り出していた可能性

抗精神病薬はD2受容体遮断剤であるので、長期間、抗精神病薬投与を受けると、そのことによって代償的にD2受容体数が増加する。

英国の懐疑論

人々はこれらのD2受容体が統合失調症の基盤になりうることを信じたであろうか？　しばしば驚くべきことに、科学の進歩に抵抗する人々と遭遇することがある。例えばある英国の精神科医は立ち上がって、聴衆席から次のように叫んだ。

「死後脳のドーパミン受容体だって？　あなたは本当に、このような死んだ受容体が生き返って、あなたの放射性物質に結合するなどということを私が信じることを期待しているのですか？　たわごとだ。」

懐疑的精神科医は次のように告げられた。同じようなタイプの質問が一世紀前に、発酵素が分離されて後も生物学的活性を保持しているかどうかを真剣に疑っていたときになされたのだと。しかし、今私たちは二、三ドルもあれば結晶化された酵素を買えるし、これらのかつての発酵素は完全に活性があるのである。

D2受容体は人脳内で画像化しうるのだろうか？　統合失調症患者は多くのD2受容体を持っているのだろうか？

一九八六年、ボルティモアのディーン・ウォン（Dean Wong）と彼の同僚たちはPETを使用して統合失調症患者のD2受容体を測定した。ウォンはD2受容体が有意に増加していることを見いだした。[193] しかし、数年後にストックホルムのラース・ファルデ（Lars Farde）はウォンとは異なった放射性リガンドを使用してPETによりD2受容体を測定した。ファルデらは、未治療の統合失調症患者ではD2受容体数の変化がないことを見いだした。[32]

しかし、ヒルボネン（Hirvonen）ら[50]の二〇〇五年の研究は、統合失調症患者の一卵性双生児の健常同胞においてD2受容体密度が増加していることを示したのである。一卵性双生児は遺伝子が同一なので、健常な同胞と統合失調症の同胞の両者の脳内でD2受容体数が増加しているのであろう。

ヒルボネンの発見からは、D2受容体の増加が精神病にとって必須であるように見える。しかし、双生児の健常な側は統合失調症でないのである

統合失調症患者の一卵性双生児の健常同胞は D2 が増加している。

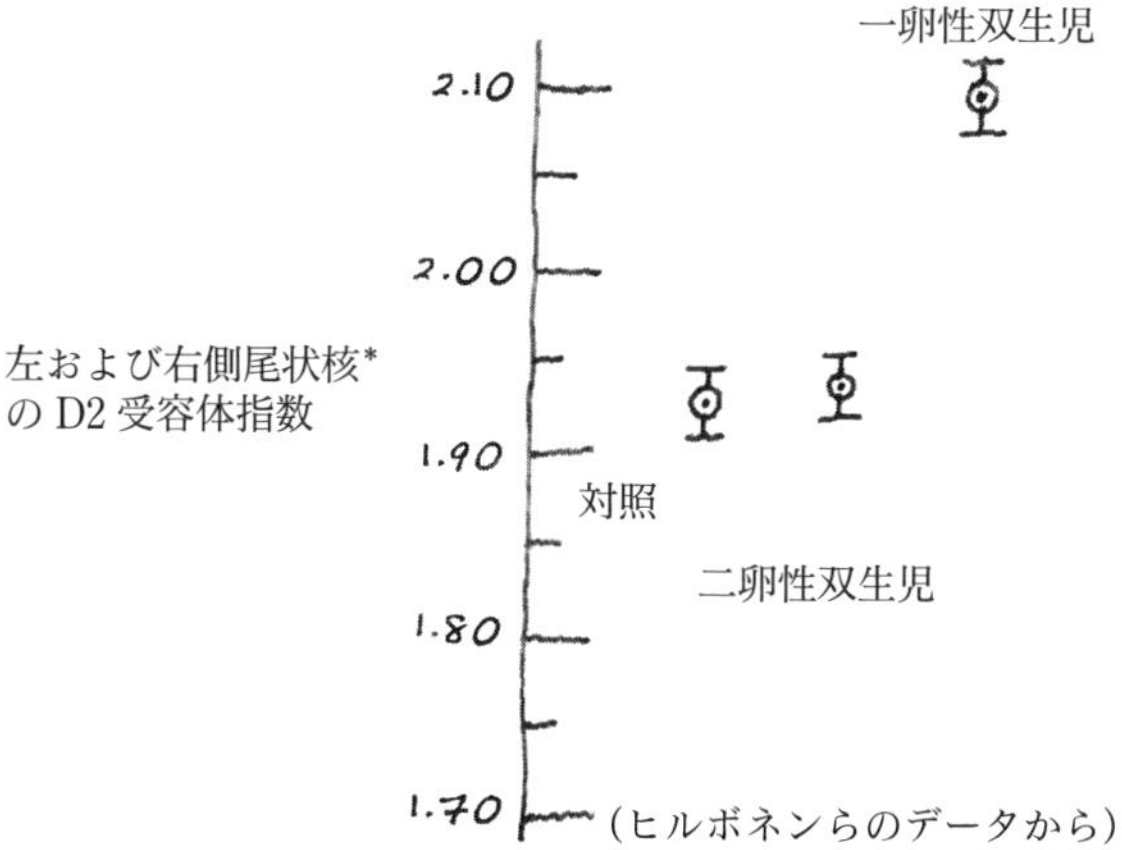

ヒルボネンらは統合失調症患者の一卵性双生児の健常同胞は，対照と比較して線条体で D2 受容体が増加していることを見いだした。患者の二卵性双生児健常同胞では D2 増加がなかった。一卵性双生児は病気の同胞と同一のタンパク質を持っているので，このデータは統合失調症では D2 受容体が増加していることを示している。また，おそらく患者のみにおいて，より多くの D2 受容体が高親和性に転換している。*（フィリップ・シーマン描く）*

***尾状核**　線条体の一部。

から、D2受容体数が過剰なことに加えて、精神病を引き起こす別の要素がなくてはならない。後の方の章で、精神病発症にはD2増加以外の何かが必要であることについて示唆していく。D2受容体の高親和性部位の比率の増大が重要に思えるのだが、そのことについては後述する。

統合失調症脳内でのD2受容体の増加に加えて、統合失調症患者脳においてアンフェタミン*はドーパミン放出量を健常者の二倍に増加させる[75]。ドーパミン神経細胞からのドーパミン放出の増加は、放出されたドーパミンがD2受容体に結合している$[^{11}C]$*ラクロプリドに置き換わることによって生体の脳で測定しうる。これは最初に、トロント研究室において$[^{3}H]$ラクロプリドを用いた動物実験によって明らかとなった原理である[154]。

バルセロナのコリピオ（Corripio）[22]らは統合失調症発症リスクの高い十八人の患者のD2を測定した。二年後に統合失調症を発症した人々（十一名）は、発症しなかった人（七名）と比較して二年前の当初の時点でD2受容体が一三・九%増加していた。

ヒルボネンらの研究とコリピオらの研究は統合失調症がD2受容体増加と関連していることを強く示唆するものである。

＊アンフェタミン　覚せい剤の一種。ヒトに依存を起こし、乱用すると統合失調症に類似の症状を生じさせる。アンフェタミンのような覚せい剤は、ドーパミン神経終末からドーパミンの放出を促進する。

＊$[^{11}C]$ラクロプリド　ラクロプリドはベンザミド系の抗精神病薬。ベンザミド系の薬剤はD2ドーパミン受容体に選択性がある。すなわち、D2ドーパミン受容体のみに結合し、その他の受容体には結合しないのである。したがって、放射性同位元素で標識したラクロプリドは脳内のD2ドーパミン受容体測定のためのよい手段（標識リガンド）となる。ところが、ラクロプリドは内在性伝達物質のドーパミン放出が多量なときは、そのドーパミンによってD2ドーパミ

これらの被験者のD2受容体の高親和性状態（つまりD2High）を調べたら、どのようなことが見つかるであろうか？　後で述べよう。

ン受容体から押し出されて解離する性質がある。アンフェタミン投与により、シナプス前神経細胞からのドーパミン放出は亢進し、そのドーパミンはシナプス後のD2ドーパミン受容体へのラクロプリド結合を減少させる。その様子は$[^{11}C]$で標識したラクロプリドを使用することによって、PETにより人脳で画像化することができる。このようにして生きているヒト脳内でのドーパミン放出状況を間接的ながら画像化して観察することが可能である。

第13章 D2受容体の分離、モデル

抗精神病薬/ドーパミン受容体が抗精神病薬投与量との関連や統合失調症との関連で、臨床的に実際的意味のあることが明らかになるにつれて、毎年、ドーパミン受容体に関する数百もの論文が出現するようになった。この受容体のどこが統合失調症で「おかしくなっている」のか、統合失調症に特徴的で他の病気とは関連のない異常は本当にあるのかどうかを見つけ出すために、この新しい受容体の詳細な作用を調べることが必要になった。

このことはD2受容体が脳組織から生化学的に分離される必要のあることを意味していた。現在、ハーバード大学医学部の生物心理学の教授、バーサ・マドラス（Bertha Madras）はこの方面で優れた前進をなしとげたが、受容体の精製は困難であった。さらなる精製は、ハイマン・ニズニク（Hyman Niznik）、キース・ジャービー（Keith Jarvie）、レス・リリー（Les Lilly）らによって、ニューヨーク州バッファローのクレイグ・ベンター（Craig Venter）との協働で行われた。レス・リリーは毎週、トロントとバッファローとの間を往復し、二つの町の間のすべての広告掲示板を覚えてしまうまでになった（トロント研究室は後にクレイグ・ベンターがベセスダのアメリカ国立保健研究所に加われるように推薦し、その後、彼はヒトゲノム*の配列研究を行うことになった）。

しかし、D2受容体を精製し、分離しようとする世界的な努力は一九八八年に、オレゴン州、ポートランドのジム・ブンゾウ（Jim Bunzow）、ヒューベルト・ヴァン・トール（Hubert Van Tol）、オリビエ・シベリ（Olivier Civelli）がD2受容体の遺伝子DNAを直接、同定したことによって実ることになった[12]。このDNAはクローン化され、培養細胞内で受容体を成長させるために用いられた。

ハイマン・ニズニク（D2受容体の性質について）とヒューベルト・ヴ

＊ヒトゲノム　ヒトの全DNAの塩基配列のこと。

アン・トール（D4受容体発見について）の輝かしい業績と経歴は時ならぬ悲劇的な結末を迎えた。ニズニクは心臓発作により突然死亡し、ヴァン・トールは自転車事故で死亡した（ヴァン・トールはスピードを愛しており、オランダの最も速いアイススケート選手の一人だった）。この二人の若い科学者はドーパミン受容体の分野で多大な貢献を残したのだった。

人脳組織におけるドーパミン受容体を標識するために、放射性スピペロンのような放射性抗精神病薬はドーパミン受容体のみを標識するのか、それとも他の受容体をも標識するのかを見いだすことが必要だった。この問題はスティーブ・リスト[84]博士によって解決された。彼は今、オンタリオ州ハミルトンのマクマスター医大にいるのだが、彼は放射性スピペロン*がドーパミン受容体とセロトニン2受容体の両方を標識することを示したのだった。

数年間でドーパミン受容体に関する話題に極めて人気が集まったので、数多くの放射性リガンドがこの受容体を標識するために作り出された。故ハイマン・ニズニク[93]は放射性ヤマノウチ（山之内）というニックネームを持った（それは$[^{3}H]$*ネモナプリドであるが）リガンドの性質を調べた。彼

***放射性スピペロン**　D2ドーパミン受容体測定のために、使用されることが多かった放射性リガンド。

***ネモナプリド**　山之内製薬が製造したベンザミド系の抗精神病薬。エミレースという商品名で市販されている。

ドーパミン D2 受容体はすべての抗精神病薬の主要な標的である。

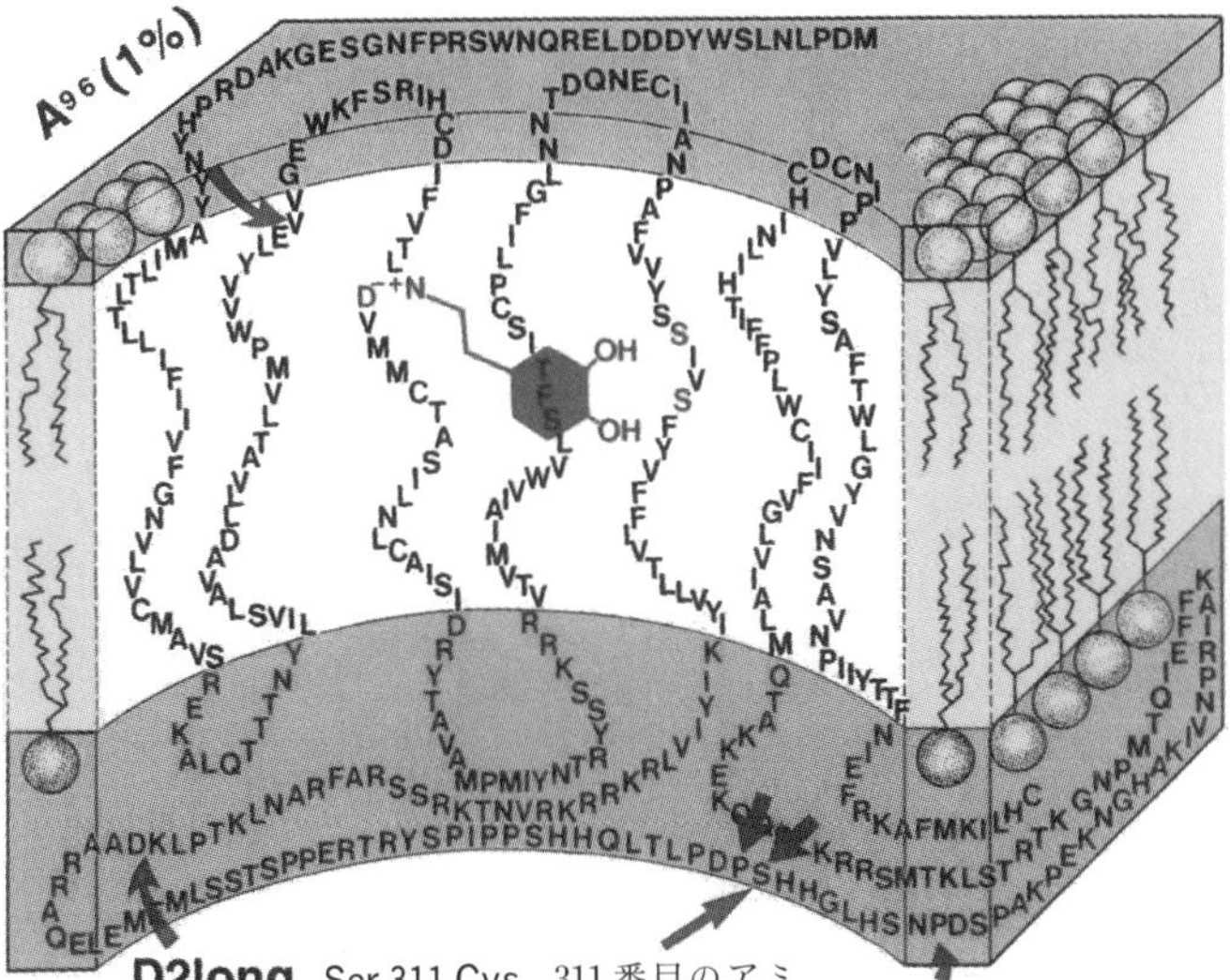

D2long
(29AA)

Ser 311 Cys　311番目のアミノ酸は通常セリンであるが，一部の人ではシステインとなっている。(そのような人が対照では3.6%，統合失調症では7.1%存在する。Arinami, 1994)
(3,707例の統合失調症と5,363例の対照を調べた結果，そのような変異を有する人はp＝0.002と有意に統合失調症に多い。 Glatt & Jönsson 2006)

Pro 319		
C	C	C

C 957 T

(Seeman, 1993)
(p＝0.002；
Lawford 2005；
Hanninen, 2006)

ドーパミン D2 受容体のアミノ酸組成。
A:アラニン，C:システイン，D:アスパラギン酸，E:グルタミン酸，F:フェニルアラニン，G:グリシン，H:ヒスチジン，I:イソロイシン，K:リジン，L:ロイシン，M:メチオニン，N:アスパラギン，P:プロリン，Q:グルタミン，R:アルギニン，S:セリン，T:スレオニン，V:バリン，W:トリプトファン，Y:チロシン。
ドーパミン分子の OH（水酸）基が D2 受容体の 2 つのセリン（S）に結合し，ドーパミン分子の N は受容体のアスパラギン酸（D）に結合する。抗精神病薬は受容体のアスパラギン酸（D）に結合することによって，D2 を遮断する。D2 の正常変異体 D2Short が図に示されている。D2 の長い変異体 D2Long は D（アスパラギン酸）と K（リジン）との間にさらに 29 個のアミノ酸（AA）が挿入されている。
(フィリップ・シーマン描く，2007 b, Scholarpedia[119]より，許可を得て転載)

はこのリガンドが$[^3H]$スピペロンで検出される受容体数に比較して常に二倍の数を標識することを見いだした。

多くの新しい化合物が急速に作り出されるので、トロント研究室は新しいドーパミン類似化合物を設計するためのD2受容体のモデルを作り出した。彼らは正確なドイツ製のスチール製の分子構造模型（Dreiding）をこの目的のために使用した。そしてD2ドーパミン受容体の薬物への接着点についてのモデルを提唱した。大学院生のジョー・テデスコの助力[150]がこのプロジェクトに必要だった。なぜなら彼はトロント研究室で立体化学*を教えていたからである。

ドーパミンD2受容体についての重要な項目はドーパミンへの二つの状態のいずれが機能的状態であるかを見つけ出すことであった。それはドーパミンに対して高親和性の状態なのか、低親和性の状態なのか？　このことは先駆的研究の技巧を持ったトロント大学の優れた臨床家であり、内分泌学者のスーザン・ジョージ（Susan George）医師らによって調べられた。かくして、トロント研究室のスーザン・ジョージや渡辺雅幸らはケベック市のラバル大学の同僚たちとの共同研究で、D2受容体*の機能的部位

＊立体化学　化合物の立体構造を研究する化学。

＊D2受容体の機能的部位　脳下垂体前葉にもD2ドーパミン受容体があり、ドーパミンがこのD2受容体に結合すると、下垂体前葉細胞から、プロラクチンというホルモン分泌を抑制する方向に作用する。脳下垂体前葉のD2ドーパミン受容体もドーパミンに高親和性をとる時と、低親和性をとる時があり、ドーパミンは下垂体のD2受容体が高親和性状態にある時にプロラクチン放出抑制という生理機能を発揮する。

は高親和性部位であると結論づけたのである。[38]　この重大な発見の臨床的意義は、後に精神病の動物モデルが調べられるようになったとき、認識され高く評価されることになる。興奮すべき発展は後に続くのである。

第14章 発達、そしてD1-D2リンクの破綻

トロント研究室は今や人脳のドーパミン受容体の発達と成長を調べる用意ができていた。大学院生のナタリー・ブゾウィー（Natalie Bzowej）――彼女は後にボストンで医学生となり病院レジデントとなるのだが――は、異なった年齢で死亡した二四七例の死後脳のドーパミン受容体を測定した(151、152)。

驚いたことに、生後六カ月から四歳の間の子供たちでD2受容体数の顕著な増加が認められた。その増加は大人の二倍であった。二〇歳以上になるとD2受容体は十年間につき二・二%の割合で徐々に減少していき、例えば九〇歳ではヒトは脳内D2受容体の一五%を失うのである。四歳から

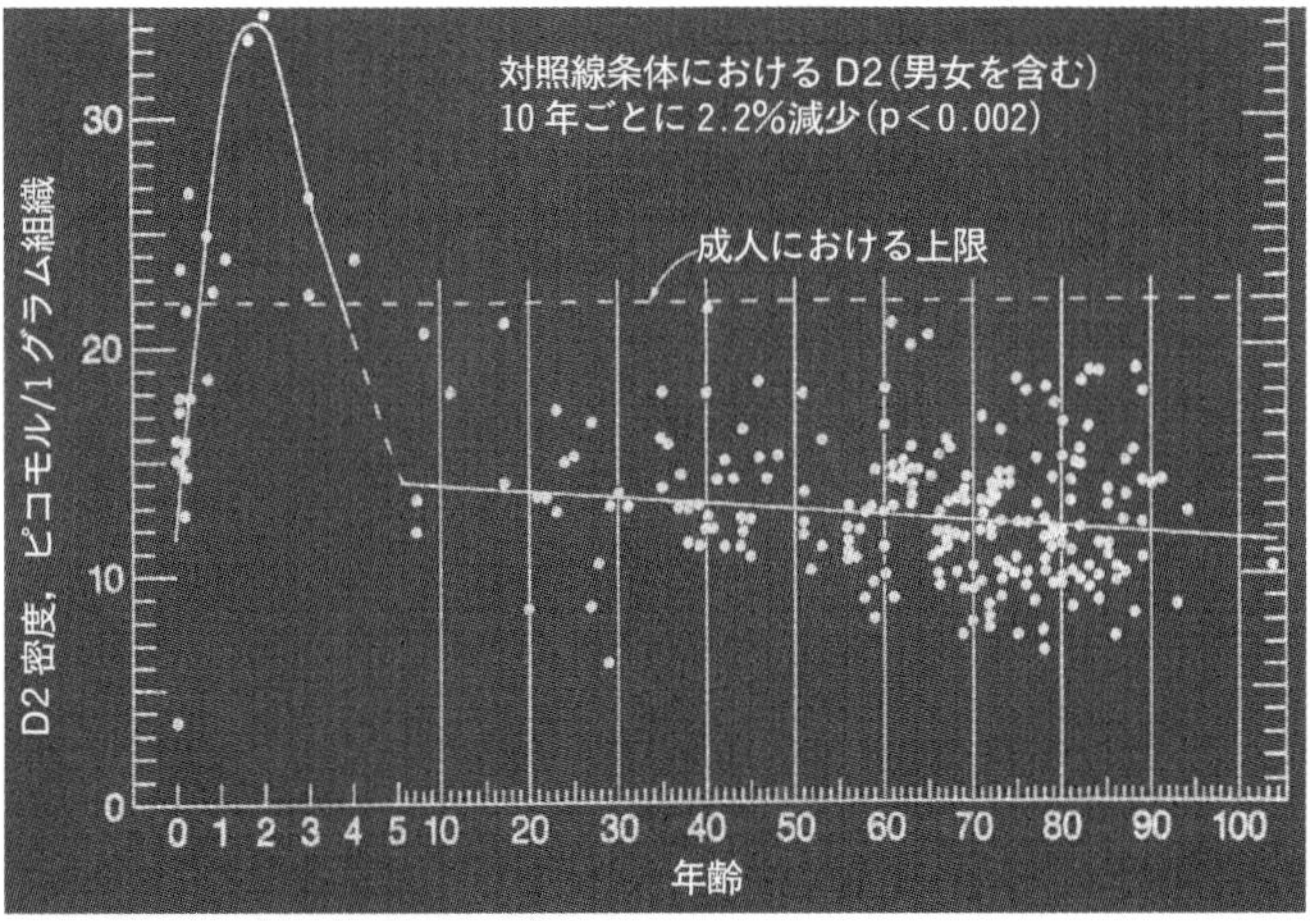

人脳の D2 受容体は 3 歳までに急速に増加するが，その後，10 歳ごとに 2.2 %の割合で減少する。(*Seeman et al., 1987 b*[152]，*Wiley-Liss* 出版より許可を得て転載)

五歳でのD2受容体の突然の減少は神経系における遺伝的にプログラムされた「刈り込み*（pruning）」の結果かもしれない(138)。

おそらく人脳研究における最も興味深い側面は、精神病脳におけるD1とD2受容体のリンクの破綻かもしれない。精神病ないし「現実との絶縁」は統合失調症、アルツハイマー病*、ハンチントン病*の末期、躁うつ病*で生じる。ハイマン・ニズニク、ギリアン・ブース（Gillian Booth）、カーラ・ウルピアン（Carla Ulpian）は試験管内でD1受容体がD2受容体に生化学的影響を及ぼしていることを見いだした。

さらにもっと興味深いことに、このD1のD2への影響ないし「リンク」は統合失調症やハンチントン病という精神病で死亡した患者の約半数の死後脳組織で欠損していたのである(137、153、156)。

統合失調症におけるD1-D2のリンクの欠如ないし低下は統合失調症患者におけるドーパミンへの過感受性として知られている現象を説明しうるかもしれない。

新しい問題への新しい地平線が表面化した。

統合失調症における低下したD1-D2リンクの分子的基盤は発見され

＊刈り込み　人脳のシナプスは出生後から六歳までの間に、顕著に形成される。しかし、思春期から青年期にかけて、その半数が除去される。これを刈り込みという。これは機能的な神経回路を構築する重要な過程であると考えられている。

＊アルツハイマー病　老年期に進行性の認知症を生じる病気。認知症におちいっていく途中で、幻覚・妄想などの精神病症状を生じることもある。

＊ハンチントン病　ハンチントン舞踏病ともいう。常染色体性優性遺伝を示す。進行性の不随意運動と認知症を生じる。性格変化や統合失調症様症状も生じることがある。

＊躁うつ病　統合失調症と並んで、内因性精神障害に分類される。気分の高揚する躁状

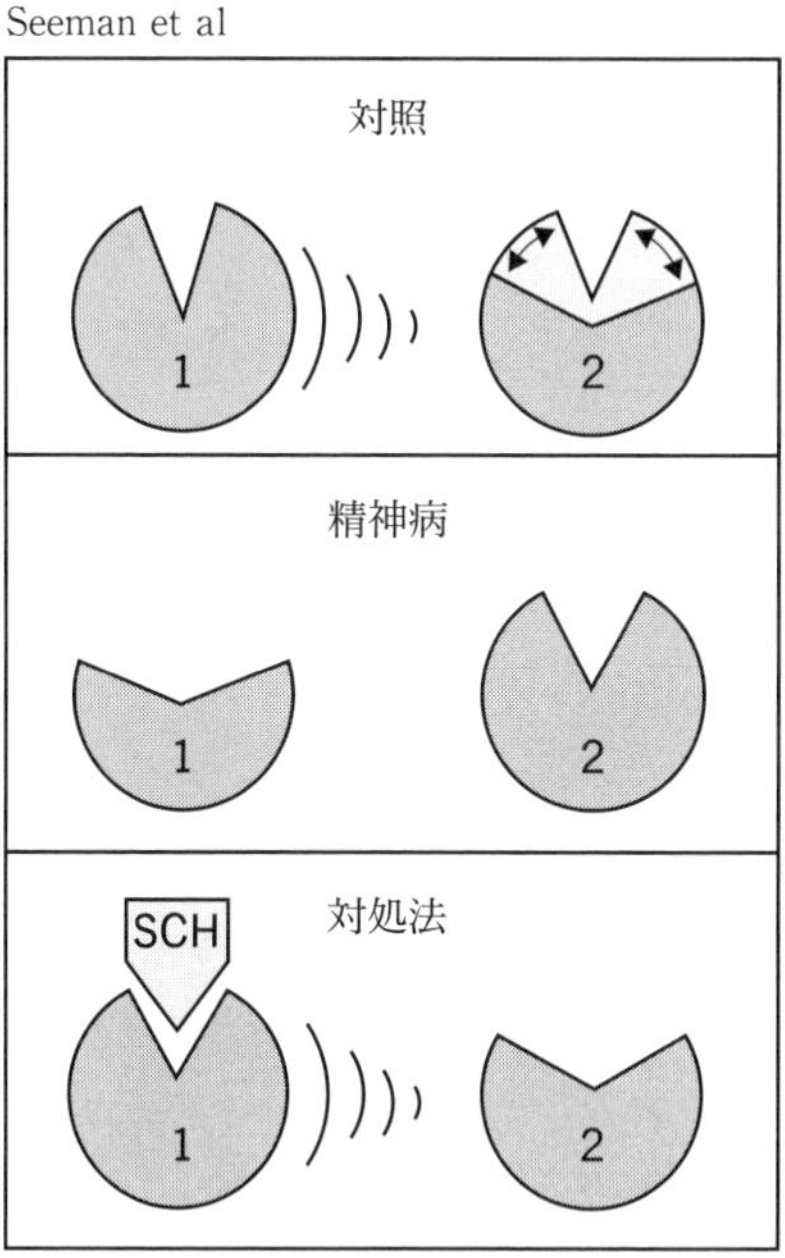

D1 と D2 ドーパミン受容体の間のリンク

上図
D2 受容体はドーパミンへの高親和性状態と，脱感作されたドーパミンへの低親和性状態との間を行ったり来たり（振動，往復）している。D1 受容体は D2 を脱感作する。

中図
統合失調症ではこの D1-D2 の脱感作作用が減少している。このようにして，統合失調症では D2 が過活動となる。

下図
(D1 拮抗薬 SCH による) D1 受容体への処置は D1-D2 リンクを修復し，精神病を改善させるかもしれない。

（フィリップ・シーマン描く）

るのだろうか？

低下したD1‐D2リンクを、精神病症状回復のために強化しうるのだろうか？

統合失調症の基盤にある基礎生物学はそのスピードを速めているのであった。

態と、気分の落ち込むうつ状態の両方の病相を繰り返す。最近では、双極性障害という。重症化すると、妄想などの精神病状態を生じることもある。

第15章 パーキンソン病における過感受性

シーマン研究室における焦点は統合失調症の原因とそのドーパミン過剰状態に向けられていたが、チームはパーキンソン病患者のドーパミン過感受性の基礎を理解することからも多くを学べることを認識していた。

パーキンソン病の症状が初めて患者に出現するとき、すでに脳内のドーパミン量は少なくとも九〇％も減少しているのである。このような患者は*L-ドーパやドーパミン類似のドーパミン受容体刺激薬に（それらはパーキンソン病患者の振戦*を伴う、緩徐《かんじょ》な運動障害に効果的であるが）、感受性を示すかあるいは過感受性をも示すのである。

しかし、L-ドーパやドーパミン受容体刺激薬によって長期治療を行う

*L-ドーパ　パーキンソン病は脳内のドーパミン減少が原因となって、手の震えを生じたり、身体の動きが悪くなる病気である。ドーパミンをヒトに投与しても神経細胞内には入っていかないが、L-ドーパを投与すると神経細胞内に取り込まれ、その後ドーパミンに変わるのでドーパミンが増え、パーキンソン病の症状が改善する。ドーパミン受容体を刺激する薬物（ドーパミン受容体作動薬）も、パーキンソン病の症状を改善させる。

*振戦　手の震えのこと。

と、このドーパミンへの過感受性が失われ、オン・オフ（on-off）現象が生じるようになる。これは患者がある時は薬物への反応性がなくなってオフないし凍った状態となり、そしてある時はオンとなって体が異常に活発に動くような状態になるのである[27、29]。

この初期のパーキンソン病におけるドーパミン過感受性の基盤は何であろうか？　何がドーパミンへの過感受性への喪失を説明するのであろうか？

最も単純な説明は初期の過感受性はD２受容体の増加であり[79]、これに対し過感受性の喪失はD２受容体の消失と関連しているのかもしれない。

これらの疑問に答えるため、神経内科医のマーク・ガットマン（Mark Guttman）が一九八五年にトロント研究室に加わり、パーキンソン病死後脳のD２受容体測定を行った。彼は死亡前にL-ドーパ投与をほとんど受けていなかった患者脳ではD２受容体が増加しており、L-ドーパ投与を受けていた患者脳内ではD２受容体が減少しているか正常であることを見いだした。このことはパーキンソン病ではドーパミン欠乏への代償が生じ、より多くの受容体を作り出していることを示している[46、83、151]。

未治療のパーキンソン病患者ではドーパミンに対して過感受性があるにもかかわらず脳内ドーパミン含量は少なく、ドーパミンD2受容体の過剰な増加があった。そこで統合失調症で見いだされた過剰なドーパミンD2受容体も神経終末からのドーパミン放出の低下によるものかもしれない。しかし、このような概括にはあまりにも多くの例外がありすぎる。

さらに、パーキンソン病におけるD2受容体の増加ないし減少はオン－オフ症状を説明しない。もっと最近の研究によって、過感受性はD2受容体の高親和性状態の増加によって説明されることが示されている。オン－オフ症状はD2受容体の高親和性状態と低親和性状態との間の往復（振動）と関連しているのかもしれない。

パーキンソン病のドーパミン過感受性の基盤となる生物学は明白なものではない。さらなる探究が統合失調症のドーパミン過感受性の基盤を理解するために必要であった。この理解は最終的に達せられたのである。

第16章 クローン*

ヒト脳組織内のドーパミン受容体をラベルするうえでの落とし穴は、脳にはドーパミン受容体を標識するために選択された放射性化合物がラベルしてしまうかもしれない数百（または数千）の異なったタイプの他の受容体も存在していることである。必要とされたのは純粋にドーパミン受容体のみを含有している組織であった。しかし、標準的な生化学的方法によってはドーパミン受容体を分離し、精製することは実際的に不可能であることが明らかになった。

主要な前進が一九八八年にポートランドのオリビエ・シベリの研究室でジム・ブンゾウとヒューーベルト・ヴァン・トールがドーパミンＤ２受容体

*クローン　巻末の注参照。

を合成する遺伝子DNAを分離したときになされたのだった。[12] DNAはいまや細胞内に入れられ、その細胞が純粋な形のD2受容体を作り出すのである。この純粋な形のD2受容体は、元の脳組織内の結合部位と同一の薬剤感受性を有していることが明らかになった。

その後の二年間でドーパミンD1受容体もクローン化された。トロント研究室、[180] ディアリー（Dearry）ら、[25] ゾウ（Zhou）ら[198] の三つの報告が*Nature誌の同一号に掲載された。トロントの研究はロジャー・スナハラ（Roger Sunahara）によってなされた。彼は歩くことなく、いつも走り回っているような人だった。トロントの研究者たちが毎朝、研究室に到着する時刻に、ロジャーは眠るために家に帰るのだった。

その同じ年、一九九〇年、パリの科学者たちはD2類似の受容体をクローニングし、彼らはそれをD3受容体と命名した。[174]

翌年の一九九一年、トロント大学で*ヒューベルト・ヴァン・トールはもう一つのD2類似受容体を見つけ、クローニングした。そしてドーパミンD4受容体と命名した[190]（ヴァン・トールは常に人生について、すがすがしい見方を持っていた。そして彼の机近くに誇り高く次の掲示をかけていた。

＊**Nature誌**　英国の権威ある科学専門雑誌。

＊**ヒューベルト・ヴァン・トール**　シベリの研究室でブンゾウと共にD2受容体遺伝子を発見し、次いでシーマンの研究室でD4受容体を発見したオランダ人研究者。しかし、若くして事故死した。

「オランダ人が一番偉い」)。そしてNature誌の同じ号に、トロント研究室のロジャー・スナハラは新しいD1類似受容体について報告[181]し、それをD5受容体と命名した。

しかし、一九九一年以降、莫大な時間と費用を費やしたにもかかわらず、その後、新しいドーパミン受容体は発見されていない。多くの研究室は異なったドーパミン受容体を人為的に作り出してはいる。ドーパミン受容体についての鍵となる発見のまとめを表に示す。

ドーパミン受容体と関連する鍵となる発見

年	発見	文献
1952	RP 4560（クロルプロマジン）による無痛と多幸的静穏	Laborit（Lacomme et al
1952-3	クロルプロマジン（RP 4560）の効果的抗精神病作用	Delay et al.[26];Sigwald[170
1958	脳組織内のドーパミンの発見	Montague[92];Carlsson et
1960	パーキンソン病脳内のドーパミンの顕著な減少	Ehringer, Hornykiewicz
1963	2つの抗精神病薬がノルアドレナリンとドーパミンの代謝を増加	Carlsson, Lindqvist[15]
1965	ドーパミンによる神経細胞の興奮と抑制	Bloom et al.[9]
1966	統合失調症のドーパミン仮説	van Rossum[188]
1971	ドーパミンはアデニル酸シクラーゼを刺激する	Kebabian, Greengard[67]
1971	患者血漿中のハロペリドールの測定	Zingales et al.[199]
1974 a	2.5nMのハロペリドールが［^{3}H］ドーパミン結合を抑制	Seeman et al.[143]
1975 a,b	［^{3}H］ハロペリドールがドーパミン受容体を標識する	Seeman et al.[145,146]
1975 b	抗精神病薬用量がドーパミン D2 受容体遮断と相関する	Seeman et al.[146]
1976	2種類のドーパミン受容体の提唱：抑制性と興奮性	Cools, van Rossum[21]
1977	血漿内ハロペリドールの 92 %はタンパク質に結合，遊離ハロペリドールの濃度は 2 nM（ナノモル）である。	Forsman & Öhman[36]
1978	2 つのドーパミン受容体：アデニル酸シクラーゼと関連及び非関連	Spano et al.[175]; Garau et al.[37]
1978	アポモルフィンのシナプス前への作用によるドーパミン放出の減少	Starke et al.[176]
1978	統合失調症死後脳の D2 の増加	Lee et al.[78]
1979	D1 と D2 の命名	Kebabian, Calne[66]
1979	ドーパミンによる下垂体前葉のアデニル酸シクラーゼの抑制	De Camilli et al.[24]
1983	D2 受容体に対する抗精神病薬の Ki 値は線条対と辺縁系とで同一	Seeman, Ulpian[139]
1985	D2High が D2 の機能的状態である	George et al.[38]
1986	［^{11}C］メチルスピペロンにより，統合失調患者での D2 の増加	Wong et al.[193]
1986	PET による生きた人脳の D2 受容体の標識	Farde et al.[31]
1988	抗精神病薬は生体の統合失調症患者の D2 を 60-80 %占有する	Farde et al.
1988-9	ラット D2Short と D2Long 受容体のクローニング	Bunzow et al.[12]; Giros et al.
1989	人の D2Short と D2Long 受容体のクローニング	Grandy et al.
1989	内在性ドーパミンによる［^{3}H］ラクロプリド結合の低下；PET との関連	Seeman et al.[154]
1990-1	ドーパミン D1 と D5 受容体のクローニング	Sunahara et al.[180,181]
1990	ドーパミン D3 受容体のクローニング	Sokoloff et al.[174]
1991	ドーパミン D4 受容体のクローニング	Van Tol et al.[190]
1992	抗精神病薬による D2 受容体の 80 %以上の遮断がパーキンソン症状を生じる	Farde et al.[33]
1992	静止時のシナプス部のドーパミンは 2 nM；インパルス時には 100-200 nM	Kawagoe et al.[65]
1996	統合失調症でのアンフェタミンによって惹起されるドーパミン放出の増加	Laruelle et al.[75]
1998	D2Short 受容体は主に黒質神経細胞に局在	Khan et al.
1999	治療用量の抗精神病薬は D2 の 60-80 %を遮断	Kapur et al.[60]
1999	D2 の 154 番目のイソロイシンはミオクローヌス・ジストニア症候群の原因となる	Klein et al.[71]
1999	D2 受容体からのクロザピンとクエチアピンの急速な解離	Seeman et al.[136]
2000	新しい D2Longer の発見	Seeman et al.[157]
2005	ドーパミン過感受性の D2High 受容体との関連	Seeman et al.[160]
2005	フェンサイクリジン，LSD，ケタミン作用へのドーパミン受容体の関与	Seeman et al.[161]
2005	統合失調症患者の一卵性双生児の健常同胞における D2 密度の増加	Hirvonen et al.[50]
2005	［^{11}C］（＋）PHNO による D2High 受容体の標識	Wilson et al.

新しく発見されクローン化されたD1、D2、D3、D4、D5ドーパミン受容体は統合失調症の遺伝的原因探索のための最終ラウンドを開いたものであった。数百もの統合失調症研究室において世界的な興奮がわきおこった。最後の直線コースでの終盤の追い込みが始まったようにみえたのだった。

第17章 ドーパミン受容体DNAと統合失調症

五つのドーパミン受容体がクローニングされた後、多くの研究室が猛然とこれら五つの受容体のそれぞれについて、統合失調症におけるDNAの変異を探し始めた。そのような変異がやがて見つかり、ついには統合失調症を客観的に診断する方法へと導き、新しい特異的治療が生まれることを事実上確信していたのである。

事実、ある週末の午後、当時、大学院生だったニズニクが自宅にいたシーマンに電話をかけてきて言った。「(ノーベル賞受賞にそなえて) ストックホルムへ行く準備をしてください。私たちは統合失調症におけるD2受容体のDNAの変異を発見しました。」残念ながら、これは後になって我々が用いていたＤＮＡシークエンシング法*の技術的欠陥によるものであることが明らかになった。

そして、今日に至るまでドーパミンＤ１ないしＤ２受容体または他のどのドーパミン受容体についても、統合失調症に特有な診断学的意味のある変異は見つかっていない。

例えば、統合失調症の場合、適切な生物マーカーとは、多くの家族に共通して病気と常に関連するような遺伝子変異である。しかし、そのような遺伝子ないし遺伝子領域はまだ見つかっていない。二〇〇三年にルイス（Lewis）ら[81]が、統合失調症と関連のある遺伝子が存在する二十の染色体領域について要約しているが、これらの領域は大量の可能性ある遺伝子を含んでいる。事実、これらの領域は約六千もの遺伝子を含んでおり、これはすべてのヒト遺伝子の二〇％にあたるのである。

人のＤ２受容体タンパク質は四四三個のアミノ酸*が連なって構成されている。人における三一一番目のアミノ酸は通常、セリン*であるが、二、三％の人間はＤＮＡコード（遺伝暗号）の一つの構成要素が偶然に変化して、その結果、三一一番目のセリンがシステイン*になっている。グラット

＊**ＤＮＡシークエンシング**　ＤＮＡはアデニン、グアニン、シトシン、チミンの四種類の塩基を含んでいる。この塩基配列によって、タンパク質のアミノ酸配列が決定される。遺伝子の塩基配列を調べることをシークエンシングという。遺伝子の塩基配列を調べれば、その遺伝子がコードしているタンパク質のアミノ酸配列も自動的にわかる。ＤＮＡの三個の塩基が、タンパク質の一個のアミノ酸配列に相当している。

＊**アミノ酸**　タンパク質は多数のアミノ酸が鎖状に結合して構成されている高（巨大）分子である。タンパク質を構成するアミノ酸は二十種類存在する。そのアミノ酸の配列を指令する情報はＤＮＡの塩基配列によって決定されてい

健常者					セリン311								プロリン318		
アミノ酸	ロイシン	プロリン	アスパラギン酸	プロリン	セリン	ヒスチジン	ヒスチジン	グリシン	ロイシン	ヒスチジン	セリン	スレオニン	プロリン	アスパラギン酸	セリン
DNA塩基	CTC	CCC	GAC	CCG	TCC	CAC	CAT	GGT	CTC	CAC	AGC	ACT	CCC	GAC	AGC
出現率					3.6%								46%		
統合失調症					システイン311								プロリン318		
					TGC								CCT		
塩基													957		
出現率					7%								56%		

上記のアミノ酸配列はヒトD2受容体タンパク質の中間にある配列である。1つの変異は311番目の位置の，正常ではTCCという塩基でコードされるセリンである。このセリンというアミノ酸が健常者の3.6%，統合失調症の約7%で，（TGCによってコードされる）システインに置き換わっている。このシステイン311は統計学的に有意に統合失調症と関連してはいるが，各個人において診断的意義は有していない。

2番目の変異は正常ではCCCによってコードされているプロリン318であり，健常者で46%，統合失調症の56%ではCCTによってコードされている。しかし，これは沈黙の変異である。なぜならCCCもCCTも共にプロリンをコードしているからである。

ACGTはDNAの塩基を指す。Aはアデニン，Cはシトシン，Gはグアニン，Tはチミンである。3個の塩基配列が1個のアミノ酸配列を決定する。

（フィリップ・シーマン描く）

る。さまざまな受容体もタンパク質であり、多くのアミノ酸が結合して構成されている。

＊セリン、システイン　ともにタンパク質の材料になる二十種類のアミノ酸の中に含まれている。

(Glatt) とジェンソン(Jönsson)[42、43]は、三七〇七例の統合失調症患者と五三六三例の対照被験者をメタ解析*し、統合失調症とD2受容体におけるセリン311システイン変異*との確実な関連を見いだした。この関連は調査された多数の人々において、統計的に有意なものであるが、この三一一番目の生物マーカーそれ自体は、個人にとっての診断にはならないのである。

パリのソコロフ(Sokoloff)とシュワルツ(Schwartz)はD3受容体の変化を統合失調症と関連づける多くの論文を書いているが、その関連は弱いものであり、一般的には支持されていない(例えば、文献187)。

同様の状況はD4受容体にも存在する。統合失調症患者でドーパミンD4受容体のDNA配列に特有な異常は見つかっていない。

トロント研究室はD4受容体のDNAの一単位の変異がアフリカ人やカリブ人の中に一二%存在することを見いだした。驚いたことに、この変異D4受容体はドーパミンに対する反応性を欠いているのである。

さらにトロント研究室は一九九四年に一人の十五歳のカリブ人の少年が母親と父親から同一のD4変異を受け継いでいることを発見した。そのことは彼が身体の中にドーパミンへの反応性のあるD4受容体を持っていな

***メタ解析** 過去に独立して行われた複数の臨床研究のデータを収集、統合して、統計的方法を用いて解析した系統的総説のこと。

***セリン311システイン変異** D2ドーパミン受容体タンパク質の三一一番目のアミノ酸は通常、セリンというアミノ酸である。ところが、DNA変異の結果、そのセリンがシステインというアミノ酸に変異している人がわずかではあるが、存在する。それをセリン311システイン変異という。そのセリン311システイン変異が統合失調症では、健常者よりも有意に多い。そのことを最初に報告したのは日本人研究者の有波忠雄、糸川昌成らである。

いことを示すものだった。[85] しかし、トロント研究室は、この少年は鎌状赤血球貧血に罹患《りかん》しているが、それ以外は健康であり心理的にも正常であると告げられたのであった。

トロント研究室は統合失調症患者死後脳のD4受容体測定も試みた。一九九三年の時点では、D4受容体をラベルする放射性薬物がなかったので、この仕事は困難であった。研究室はこれを間接的に行った。つまり放射性*スピペロンでD2、D3、D4受容体を測定し、放射性*ラクロプリドでD2、D3受容体を測定し、引き算をしてD4受容体を測定したのである。二つの薬剤結合の差がD4受容体を表すと考えられ、そしてこの差は統合失調症患者脳組織で極めて高値であった。メリーランド大学のラーチ(R. Lahti)も統合失調症患者死後脳でD4受容体の有意な増加を認めたものの、引き続いた研究は統合失調症でのD4受容体増加を支持するものではなかった。

さらに、もう一つの研究室では統合失調症患者の前頭皮質においてD4の*メッセンジャーRNAの顕著な増加を見つけ出した。しかし、D4受容体を遮断する薬物は統合失調症の症状をコントロールする効果はほとんど

＊放射性スピペロン、放射性ラクロプリド　ともにD2受容体測定のためによく使用される標識リガンドである。しかし、放射性スピペロンはD2、D3、D4受容体に強い親和性があり、この三種の受容体によく結合するが、放射性ラクロプリドはD2、D3受容体に強い親和性があるものの、D4受容体には親和性が乏しく結合しない。

＊メッセンジャーRNA　核内のDNAの遺伝情報は、メッセンジャーRNAに転写されて、核の外に運ばれ、次いで、メッセンジャーRNAの塩基配列にしたがって、細胞質の中でタンパク質合成に翻訳されるというプロセスがある。

ないように見えるのである。

統合失調症を治療するもう一つの標的は実りないものとなってしまった。このことは統合失調症のドーパミン仮説の終わりなのであろうか？　そうでは全くないことがすぐに明らかとなった。

第18章 占有、PET

一九九〇年代半ばまでに、ドーパミンD2受容体が、定型抗精神病薬、[*]非定型抗精神病薬[*]（非定型の意味は、ほとんどパーキンソン症状を生じないという意味）にかかわらずすべての抗精神病薬の主要な標的であると考えられてきていた。しかし、一九九〇年代には、D2受容体はクロザピン[*]の抗精神病作用を説明できないと考えられていた。この一般的見解のために、トロント研究室にとって、クロザピンの問題を詳細に調べることが必須となった。なぜなら、ライナス・ポーリング[*]（Linus Pauling）が常に言っているように、「明白な例外によって、よき規則を損なわせてはならない」からである。

＊**定型抗精神病薬**　従来から使用されているクロルプロマジンやハロペリドールなど。錐体外路性副作用（パーキンソン症状など）を生じやすい。
＊**非定型抗精神病薬**　比較的最近、使用されるようになった錐体外路性副作用を生じにくい抗精神病薬。クロザピンがその原型であり、リスペリドン、オランザピン、クエチアピンなど。一般にセロトニン受容体遮断作用が強力であることが非定型性と関係しているとの説が強いが、シーマンはD2ドーパミン受容体への親和性があまり強くなく、D2受容体から解離しやすいことが非定型性と関係していると主張している。
＊**クロザピン**　巻末の注参照。
＊**ライナス・ポーリング**　アメリカの科学者。ノーベル化

すぐに、クロザピンもまた、他のすべての抗精神病薬と同じく、D2遮断法則にしたがうことが見いだされた。PET《ペット》（陽電子放出断層撮影）や*SPECT《スペクト》（単一光子放出コンピュータ断層撮影）によって測定された、抗精神病薬によるD2受容体の占有についての研究は、伝統的抗精神病薬（ハロペリドール、フルペンチキソール、クロルプロマジン、トリフロペラジン、ピモジド、ラクロプリド）は、これらの通常の維持投与量を毎日服薬している患者の脳内D2ドーパミン受容体を六〇〜八〇%占有しているということを示していた[33]。

次の図はD2受容体への解離定数*（K値）にしたがって、抗精神病薬を列挙したものである。K値の低い抗精神病薬はD2受容体に強く結合し、その多くはドーパミン自体よりもより強固に結合している。K値が高い抗精神病薬は一般的に受容体にゆるく結合する。

ドーパミンよりもゆるく結合する薬剤は錐体外路《すいたいがいろ》性《せい》副作用を生じることは少ない。にもかかわらず、大量に投与されるとパーキンソン症状を引き起こすのである。

三種類の薬剤が完全に非定型的であるといえる。それらはレモキシプリ*

学賞と平和賞を受賞している。

＊SPECT（単一光子放出コンピュータ断層撮影） ガンマ線放出核種を使用した画像診断法。PETよりも解像度は劣る。

＊解離定数 薬物の、その受容体との親和性（くっつきやすさ）を示す指標となる数字。この値が小さいほど、薬物の受容体への親和性が高い（よくくっつく）ことを表す。

＊レモキシプリド、クロザピン、クエチアピン いずれもパーキンソン症状のような錐体外路性副作用を極めて生じにくい非定型抗精神病薬。レモキシプリドは再生不良性貧血という重大な副作用を起こすので、現在、臨床使用されていない。

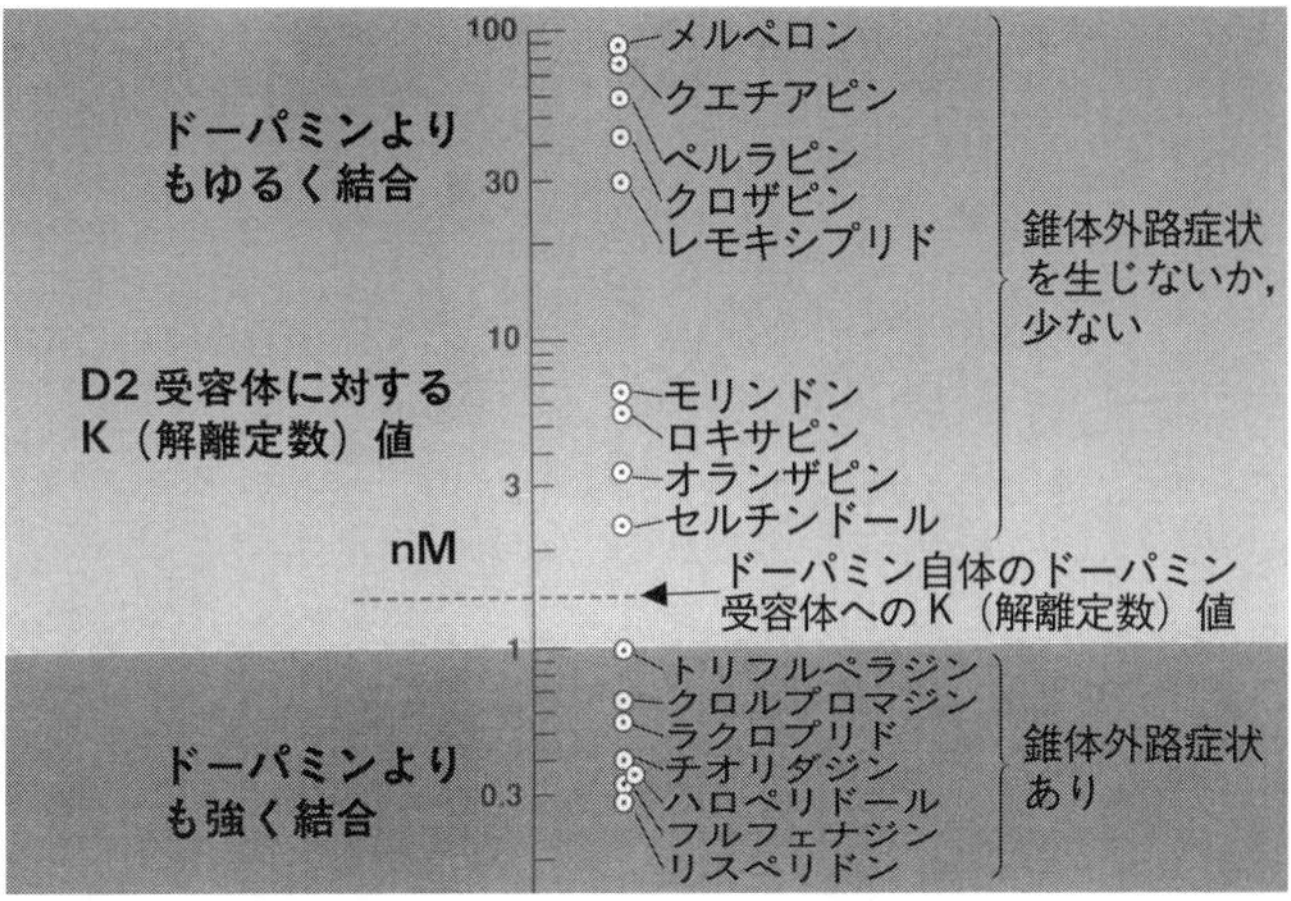

さまざまな抗精神病薬はドーパミンD2受容体にさまざまに異なった親和性をもって結合する。伝統的ないし定型抗精神病薬はD2に極めて強く結合し，ドーパミン自体よりも強く結合する。ドーパミン自体のD2への親和性は破線（解離定数が1.5 nM《ナノモル》）で示されている。ドーパミンよりも強く結合する抗精神病薬はドーパミンより下に位置づけられており，ドーパミンよりもゆるく結合する薬剤はドーパミンよりも上に位置づけられる。好ましくないパーキンソン症状の副作用はD2受容体に強く結合する薬剤によって生じ，ゆるく結合する薬剤によっては生じにくいか，全く生じない。（フィリップ・シーマン描く）

ド、*クロザピン、*クエチアピンである。これらの非定型抗精神病薬は錐体外路症状を全く生じない。これらの薬剤はドーパミンD2受容体に「極めてゆるい」結合を示し、解離定数は三〇から一〇〇nM《ナノモル》の間である。クロザピンが「非定型」である理由は、この薬剤の有効維持量を毎日服薬している時のD2受容体占有が六〇〜八〇%ではなく、二〇%と五〇%の間であるからである。このことがクロザピンの抗精神病効果にはセロトニン2受容体のようなドーパミン受容体以外の受容体遮断が関与していると、多くの薬理学者たちが提唱していた主要な理由であった。

しかし、トロント研究室はD2受容体へのクロザピンの結合が極めて「ゆるい」ので、D2受容体に対するクロザピンの作用が一過性であることを示したのであった[131,132,136]。例えば、次の図はクローン化D2受容体（それらはあらかじめ$[^3H]$クロザピンによって平衡化されている）に一〇〇nM《ナノモル》のドーパミンを添加したとき、$[^3H]$クロザピン結合を押しのけるかたちでのD2受容体へのドーパミン結合が秒の単位で生じることを示している。これはD2受容体への$[^3H]$クロザピン結合の低下によって測定される。このことは$[^3H]$ハロペリドールにおける状況とは対照的であり、$[^3H]$ハロペリドールは

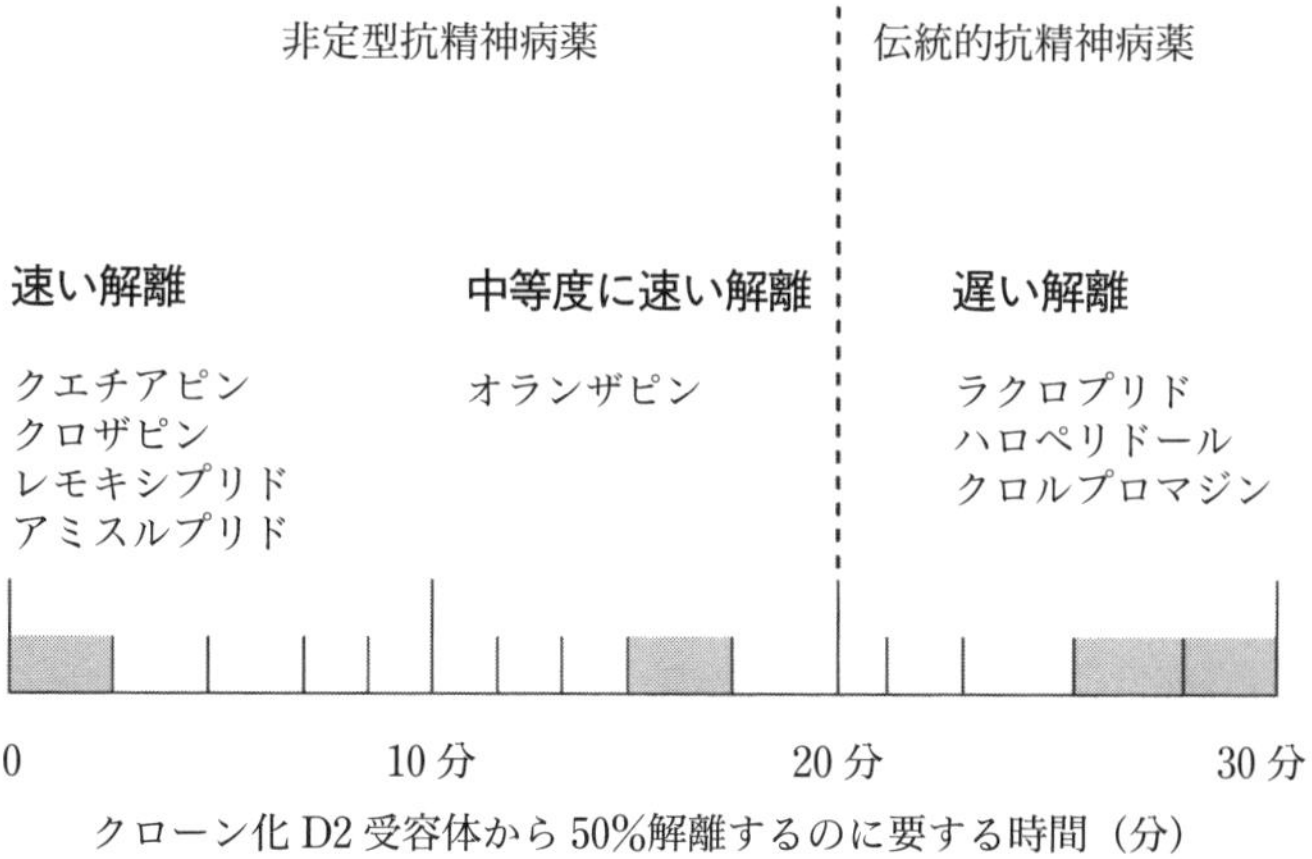

ラクロプリド，ハロペリドール，クロルプロマジンのような伝統的抗精神病薬は試験管内で単離（クローン化）されたドーパミンD2受容体に20分から30分結合し続ける。クエチアピン，クロザピン，レモキシプリド，アミスルプリドのような極めて非定型的な抗精神病薬はD2にはゆるく結合し，D2から秒の単位で急速に解離する。（同様のパターンは脳画像上，人においても生じている。）（フィリップ・シーマン描く）

D2受容体へのドーパミンの結合を少なくとも三十分間阻止するのである。

原則として、一六一頁の図における試験管内の所見は患者の身体の中でも生じている。このことは次図で、患者においてクロザピンはその投与後二、三時間はD2受容体の七〇%以上を占有するが、二十四時間経過すると二〇%に低下することで示されている。同じことがクエチアピンについても言える。D2受容体の七〇%以上の占有は最初の二時間のみであり、その後十二時間で二〇%、二十四時間で〇%に低下するのである。これらの患者は毎日これらの薬物の維持量を服用していたのである[58、61]。

それゆえ、ドーパミンD2受容体を一過性に遮断するのみであって、持続的に遮断しないことが、抗精神病薬の非定型性の原因であるという仮説を生じたのである。この状況は患者にとっては歓迎されることであった。なぜなら彼らのドーパミン伝達は非定型薬によって、二、三時間のみ遮断されるだけであり、その状態はパーキンソン症状を生じないことが予期されるからである。

カプール（S. Kapur）による研究[60]によって、オランザピンやリスペリドンによるセロトニン受容体の高い占有は抗精神病効果に必要とされるD

*クロザピンやクエチアピン

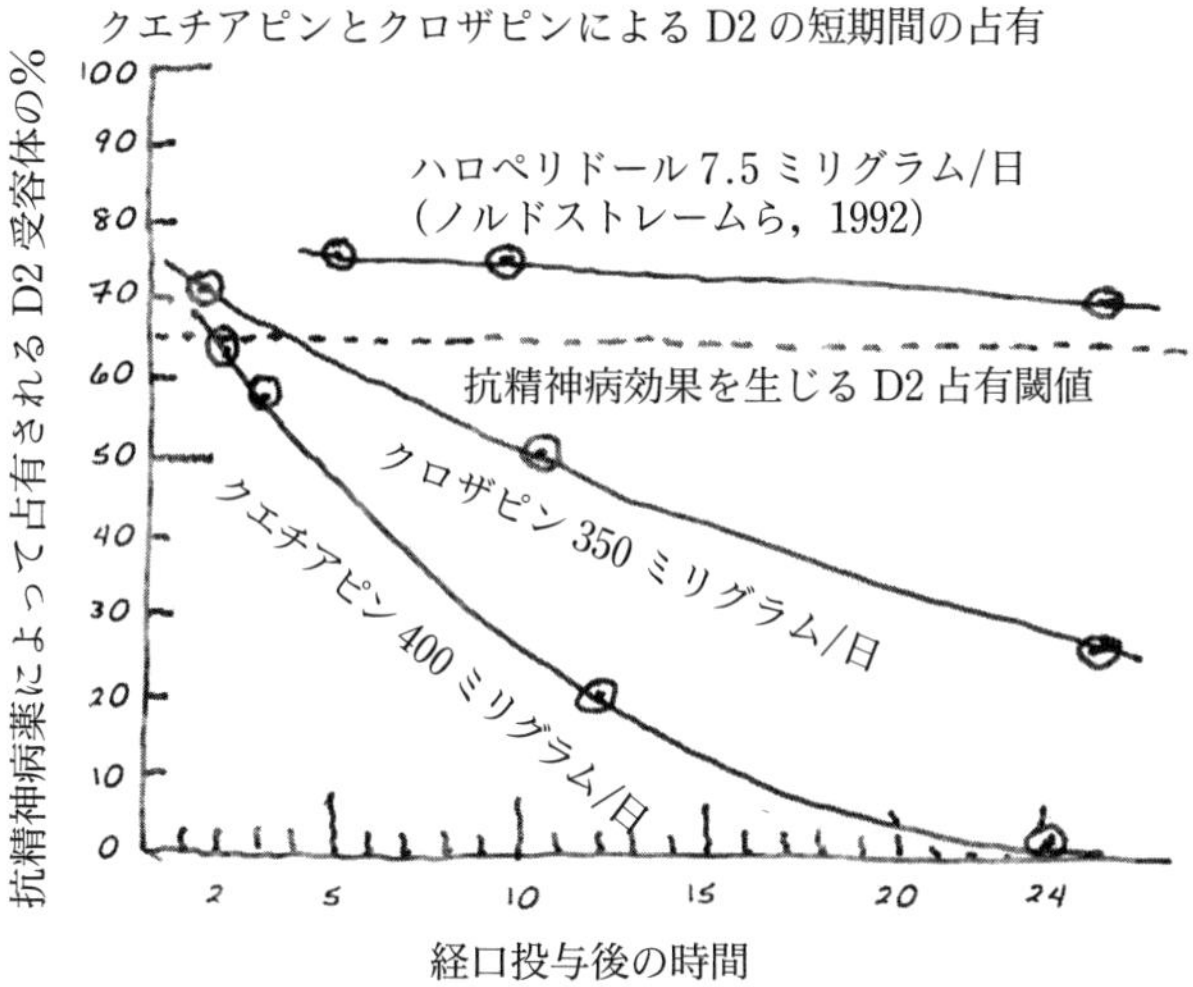

脳画像（PET）で見いだされるように，伝統的抗精神病薬ハロペリドールは生体の人脳内の D2 受容体に 72 時間以上も結合し続ける。クロザピンやクエチアピンのような非定型抗精神病薬は D2 にもっとゆるく結合しており，数時間で解離するので，患者は運動機能障害の副作用を起こしにくい*。（フィリップ・シーマン描く）

のような非定型抗精神病薬はD2にもっとゆるく結合しており、数時間で解離するので、患者は運動機能障害の副作用を起こしにくい　ドーパミン賦活薬で治療中のパーキンソン病患者や、レビー小体型認知症（認知症に加えて、パーキンソン症状や幻覚を生じやすい）患者で幻覚を生じた場合、抗精神病薬を投与すると、パーキンソン症状を悪化させやすい。そのようなとき、クエチアピンやクロザピンを使用すれば、パーキンソン症状を悪化させることなく、精神症状をコントロールすることが可能である。その理由として、クエチアピンやクロザピンはD2受容体への親和性が低く、投与直後D2受容体に一旦結合しても、すぐに解離しやすいことがあげられる。

2受容体占有を変化させないことが見いだされた。つまり、ある抗精神病薬の治療効果を示す閾値《いきち》は患者脳内のD2受容体の三分の二を占有することであって、セロトニン受容体は占有されていようが、されていまいが関係ないというのである。それゆえ、抗精神病薬によるセロトニン2A受容体遮断の臨床的関連性は明確ではなく、さらなる研究を必要とするのである。

呈示したこれらの図は、すべての抗精神病薬の精神病改善効果はドーパミンD2受容体に作用することにあり、セロトニン2受容体遮断は臨床的抗精神病効果に貢献することはないらしいということを示している。

患者におけるD2占有についてのデータは主にPETの方法から得られている。PET施設は短寿命の放射性化学物質を作るためのサイクロトロン*、化学実験室、脳スキャナーから成り立っており、これらすべてをあわせると当初、一九八〇年代には八〇〇万ドルの費用が必要だった。

トロントの精神医学センターにPET装置を備えたいとの推進は一九八六年に始まった。その年、メリーランド州ボルティモアのジョンズ・ホプキンス大学のディーン・ウォン博士[193]がScience誌に生体の統合失調症患

＊サイクロトロン 強い磁界と高周波電界を用いて、荷電粒子を真空中で加速させる、粒子加速装置。PET（ペット）用の陽電子を放出する核種を作るために用いられる。陽電子放出核種は半減期が極めて短いために、検査する場所の近くで製造する必要がある。

者脳内でドーパミンD2受容体が増加しているとの報告を発表したのである。これは一九七〇年代のトロント研究室における統合失調症死後脳内でドーパミンD2受容体が増加しているとの報告を直接確認するものであった。

それゆえ、次の数年間、いくつかのグループや委員会がトロント大学医学部で会合を開き、トロントの教育病院の一つにPET施設を設置するようにロビー活動を行うことになった。

すべての委員会が一貫してこのような設備の設置を求めたにもかかわらず、大学管理者たちはこのような設備に八〇〇万ドルを投資することに気が進まなかった。事実、その時の医学部長は精神科医のフレッド・ロウィ（Fred Lowy）であったが、PET装置のためのロビー活動を行うべきではなく、そのようなことは医学部の優先事項とは（彼の見方では）見なされないと回答した。

このPET装置への数年間の挫折に満ちたロビー活動の後、大学精神科主任のヴィヴィアン・ラコフ（Vivian Rakoff）はトロントのダウンタウンのサセックス通りとヒューロン通りの角で、シーマンと会った時にこう言った。「試してみよう。」

ヴィヴィアン・ラコフは、再選を狙っていたオンタリオ州の自由党のピーターソン（Peterson）首相の補佐官、コーダー（Corder）氏への一本の電話でPET装置への資金提供を受けることになった。コーダー氏がクラーク精神医学研究所*の前の看護師だったということも役に立った。

このような資金が得られるとシーマンが初めて聞いたとき、コーダー氏は電話でPETセンター建設には七〇〇万ドルで十分か、あるいはもっと余分の資金が必要なのかと彼に尋ねたのだった。彼がシーマンに電話した理由は、ラコフ博士が小手術を受けるために入院していたからであった。

シーマンは口ごもりながら言った。「そうですね、あと一〇〇万ドルあればいいのですが。」

*クラーク精神医学研究所　トロント大学関連の精神科診療研究施設。

第19章 D2Longer

PETの研究によって、妄想や幻覚を改善するためには、抗精神病薬による脳内ドーパミン受容体の三分の二の遮断が必要かつ十分であることが示された。ほかのどの受容体の遮断も必要ないのであった。

もちろん、どのような薬物にも全く反応しない統合失調症患者がいることも真実である。しかし、薬物に反応しない患者の例においては、その多くにおいて抗精神病薬治療が開始されるまでに非常に長い遅れがあるのである。このような薬物開始の長い遅れは多くの脳領域の記憶系に影響し、D2受容体が抗精神病薬治療によって遮断された後も、心理学的症状や徴候を永続化させてしまうのであろう。

D2受容体遮断こそがクロザピンやクエチアピンを含むすべての抗精神病薬の作用にとって中心的なものであるとのPETによる確認は、多くの研究室におけるD2受容体経路を介する神経伝達異常の研究をさらに促進させることになった。

統合失調症ではD2受容体遺伝子の異常が発見されなかったので、トロント研究室は統合失調症のD2遺伝子のRNAの異常を探していた。遺伝子のDNAはRNAを作り、それが最終的にタンパク質を作るのである。一般的にもしもDNAの遺伝子配列が正常なら、RNA配列も正常なのである。しかし、二、三の例では、組織内のRNAが変化し（編集として知られている）、その結果遺伝子DNAは正常であっても、変異したRNAと変異したタンパク質が見いだされることがある。

トロント研究室は多くの統合失調症死後脳組織からD2受容体RNA分子の遺伝子配列を調べたが、異常に変異したあるいは編集されたRNA配列を見いだせなかった。それらは統合失調症ではすべて正常だった。

しかし突然、このプロジェクトに携わっていた大学院生のダイアン・ナム（Diane Nam）がD2のいくつかのRNA配列が六個の余分な塩基を持っていることを見いだした。これは次図に示されている。

D2受容体には既に二つの型、D2ShortとD2Longがあることが知られていたので、この新しいドーパミン受容体はD2Longerと命名された[157、182]。この新しいドーパミン受容体はおそらく統合失調症組織で増加していた[182]。

D2受容体の異なった三種類のD2Short、D2Long、D2Longerはすべて、(D2受容体を作る)完全な長さのRNAが細胞内でスプライス*され、スプライスされた部分がつなぎ合わされるという事実から生じるのである。既知のすべての遺伝子の約三分の一はイントロン(介在配列)を取り除くためスプライスされ、自然に再接合されて種々の長さの最終的なタンパク質産物を作るのである。

遺伝子コードを作る四*つの化学物質(塩基)はA*、C*、G*、T*と略されている。通常スプライスされ除去されたイントロンは常に終止部にAGを有している。しかし、D2Longerを作るために除去されるイントロンの場合には、そのイントロンがTGで終わるのである。既知の数千もの遺伝子のうち、TGで終わる部位を持つ他の正常なイントロンは存在しないので

＊スプライシング　巻末の注参照。

＊四つの化学物質（塩基）　DNAにはアデニン、シトシン、グアニン、チミンという四つの塩基が含まれている。この塩基配列が、タンパク質のアミノ酸配列を決定する遺伝情報となっている。三個の塩基の配列が、タンパク質内の特定の一個のアミノ酸の暗号（コード）となっている。例えば、アデニン、グアニン、シトシンの三個の塩基が配列していると、それはセリンという一個のアミノ酸に相当する。

＊A　アデニン

＊C　シトシン

＊G　グアニン

＊T　チミン

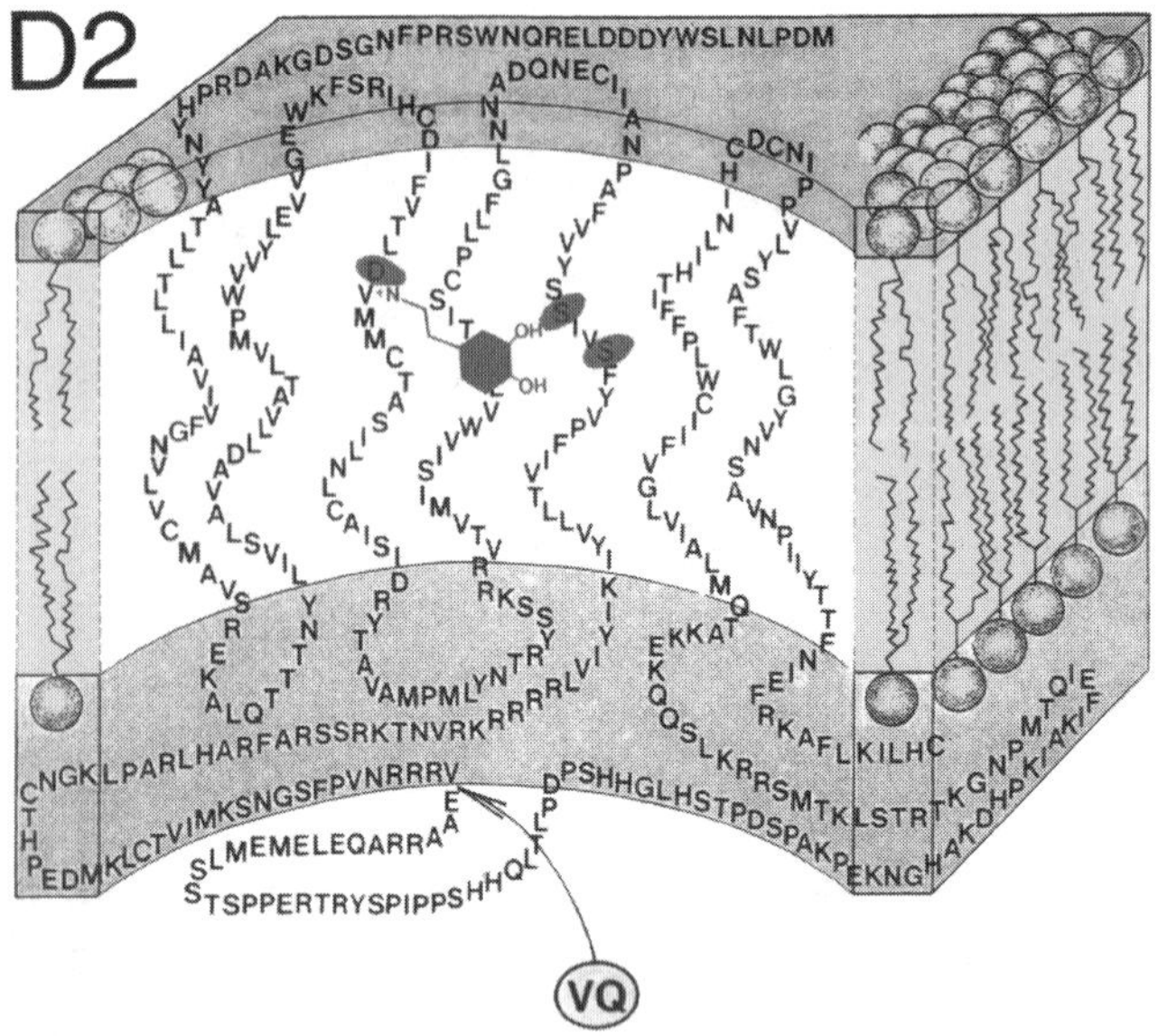

大学院生ダイアン・ナムによって発見された人 D2Longer 受容体のアミノ酸配列。それは D2Short や D2Long とは，さらに 2 つの余分のアミノ酸，バリン（V）とグルタミン（Q）を有している点で異なっている。前の章で示したように，ドーパミン分子は通常，D2 受容体の D（アスパラギン酸）と S（セリン）とに結合する。（フィリップ・シーマン描く）

ある。

しかし、正常なAG部位がTGへと変異している二つの異常なタンパク質の例がある。しかし、これらの例では、その変異は（*レッシュ・ナイハン症候群のように）エキソンが飛ばされてしまう結果となるか、（*オルニチン・トランスカルバミラーゼ欠損症のように）エキソン内部に異常なスプライス部位が出現する結果となり、いずれの場合も異常なタンパク質を発現させ、病気を引き起こすのである。

このD2Longer変異体の発現率は、遺伝子発現に影響する多くの要因に依存し、時間をかけて変化しているのかもしれない。これは統合失調症の精神病症状の自然に変動する経過（症状が特に原因もなく消長する）と一致するだろう。さらに、このような変異体の発現は年齢に依存しているかもしれず、なぜ精神病発症において年齢が重要な要素であるかの説明になる可能性もある。

＊レッシュ・ナイハン症候群　ヒポキサンチン・グアニン・ホスホリボシルトランスフェラーゼという酵素が先天的に欠損している遺伝性疾患。高尿酸血症とともに、精神遅滞や自傷行為といった問題行動を生じる。

＊オルニチン・トランスカルバミラーゼ欠損症　オルニチン・トランスカルバミラーゼは、体内のアンモニアを処理し、尿素を合成する尿素回路内で重要な役割を演じている酵素である。遺伝的にこの酵素が欠損すると、体内のアンモニアが増え、意識障害や知能障害を生じる。

第20章 ノーベル賞、統合失調症、そしてDNA

一九九七年ジェームズ・ワトソン(James Watson)がトロント大学に来て、神経科学と倫理学についてのアンドルゼ・ジュス(Andrzej Jus)記念講演を行った。午後いっぱいにわたり、数百人の学生たちで立ち見席があふれかえったのであった。そのようなロック・スターのような人気は、たとえ、ノーベル賞受賞者であっても科学者にとっては稀なことであった。

その日の昼食会でワトソンは統合失調症研究については新しいアイデアがなく、ヒトゲノム*の配列が決まるまで我々は皆待つ必要があるだろうと述べた。

そのヒトゲノム配列決定はいまや成し遂げられ、約十年にもなるが、統

***ヒトゲノム**　ゲノムとはある生物の持つすべての遺伝情報のこと。ゲノムはタンパク質のアミノ酸配列をコードするコーディング領域と、それ以外のノンコーディング領域に大別される。

***DNAのワトソン-クリッ**

合失調症のDNA研究のこの側面についての新しい劇的な突破口は存在しないのである。

事実、一九九九年以来、毎年五〇ないし一〇〇もの遺伝子が統合失調症と連鎖ないし関連があると報告されているが、そのどれについても時間の検証に耐えて、疑う余地なく容易に再現されたものもなく、統合失調症の生物マーカーとして確立されたものもなかったのである。

有名なDNAの*ワトソン-クリック構造については、たとえロザリンド・フランクリン（Rosalind Frabklin）が三十七歳で早死にしてしまったとはいえ、フランクリン-ワトソン-クリック構造と呼ぶべきだとひそかに考えている人は今日でも多い。一九五四年に、ワトソンとクリック（Crick）は（彼らの有名な一九五三年のNature誌ではない）、もう一つの論文の脚注にキングズカレッジのロザリンド・フランクリンによって得られた結晶学データがなければ、DNAモデルの形成は不可能ではないにしても、極めてむずかしかったろうと明確に述べているのである。

その日のランチの席で、統合失調症へのワトソンの強い関心は、彼の息子が統合失調症であるという事実と多分関係しているということも明らか

ク構造　遺伝物質DNAは塩基と糖、およびリン酸からなる核酸（ヌクレオチド）という物質が連なった高分子である。その形態が二重らせん（二本の線が、らせん状になっている）構造になっていることを発見したワトソンとクリックはその業績により、ノーベル医学・生理学賞を受賞している。その際、フランクリン女史が撮影したDNAのX線回折写真が重要な手がかりとなった。フランクリンに無断でその写真をワトソンとクリックに提供したウィルキンス（M. Wilkins）は彼らと共にノーベル賞を受賞した。フランクリンはノーベル賞選考時には癌で死亡していたので、受賞に至らなかったと言われている。ノーベル賞は死亡した人には授与されない。

になった。そしてこのことは、マイケル・スミス（Michael Smith）博士の息子も統合失調症であるということを思い起こさせた。スミスは「DNAの部位特異的突然変異法」*の確立によってノーベル化学賞を受賞していた。

そしてアルバート・アインシュタインの息子も統合失調症であることを考慮すれば、神経系内には主要な創造的発見、あるいは主要な思考障害をともに導くような遺伝によって受け継がれる思考様式があるのだろうか？ノーベル経済学賞受賞に導く研究を行った後に、自ら統合失調症を発症した数学者ジョン・ナッシュ（John Nash）の例もある。

創造的脱線的思考の遺伝子ないし神経細胞があるのだろうか？　そしてもしも脱線的思考が過剰に脱線すれば、これが統合失調症ということになるのだろうか？　そして世界における最も際立ったチェスの王者、ボビー・フィッシャー*（Bobby Fisher）についてはどうだろうか？　彼は歯の詰め物を通じて人声が伝達されてくると考えたため、歯の詰め物を取り除いてしまったのである。精神病の思考と創造的天才とは連結しているのかもしれない。

＊**DNAの部位特異的突然変異法**　遺伝子DNAを、望む部位を特定して簡便に変異させることが可能な技法。

＊**ボビー・フィッシャー**　一九七二年、チェス世界選手権で当時のソ連勢を破り、米国人初の王者となった。

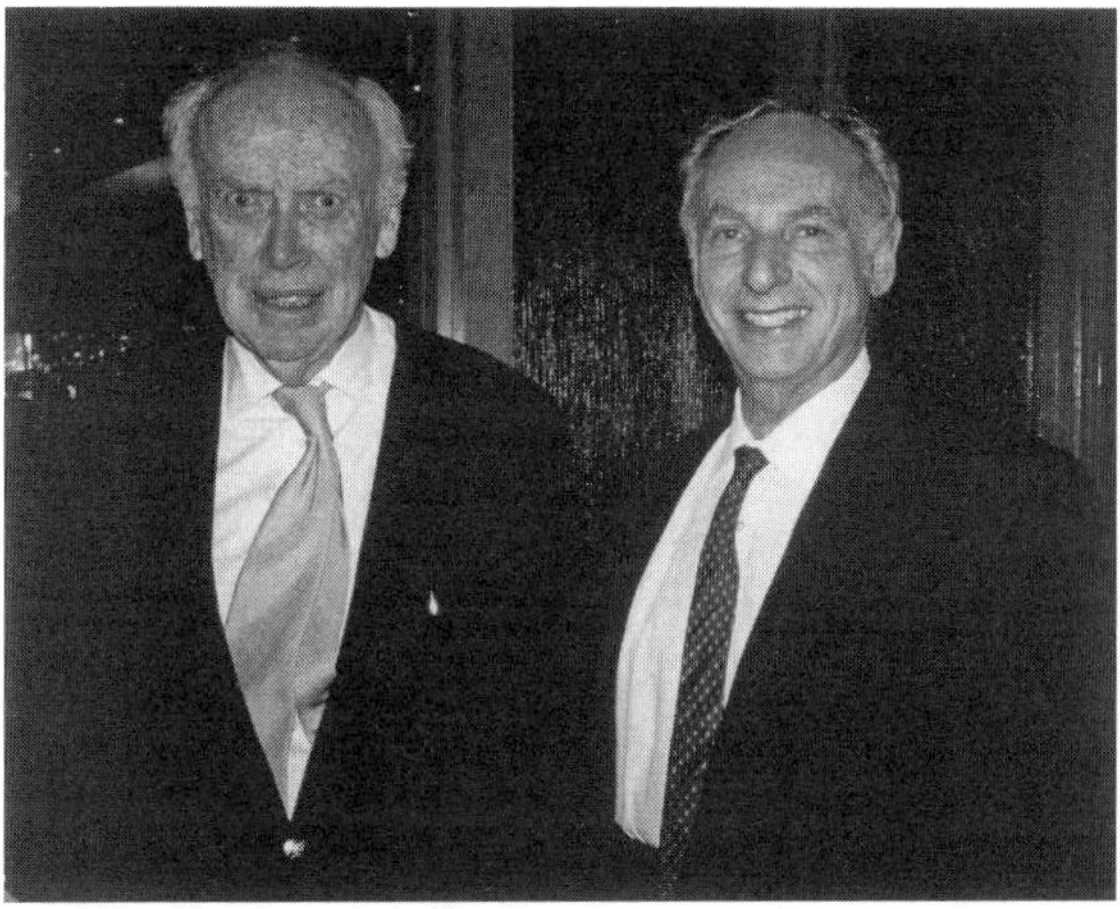

ジェイムズ・ワトソン博士（左側）とフィリップ・シーマン。（1997年5月，トロントにおける）昼食会で。ノーベル賞受賞者のジェイムズ・ワトソン，マイケル・スミス，アルバート・アインシュタインの息子たちが統合失調症に罹患したのはただの偶然なのだろうか？

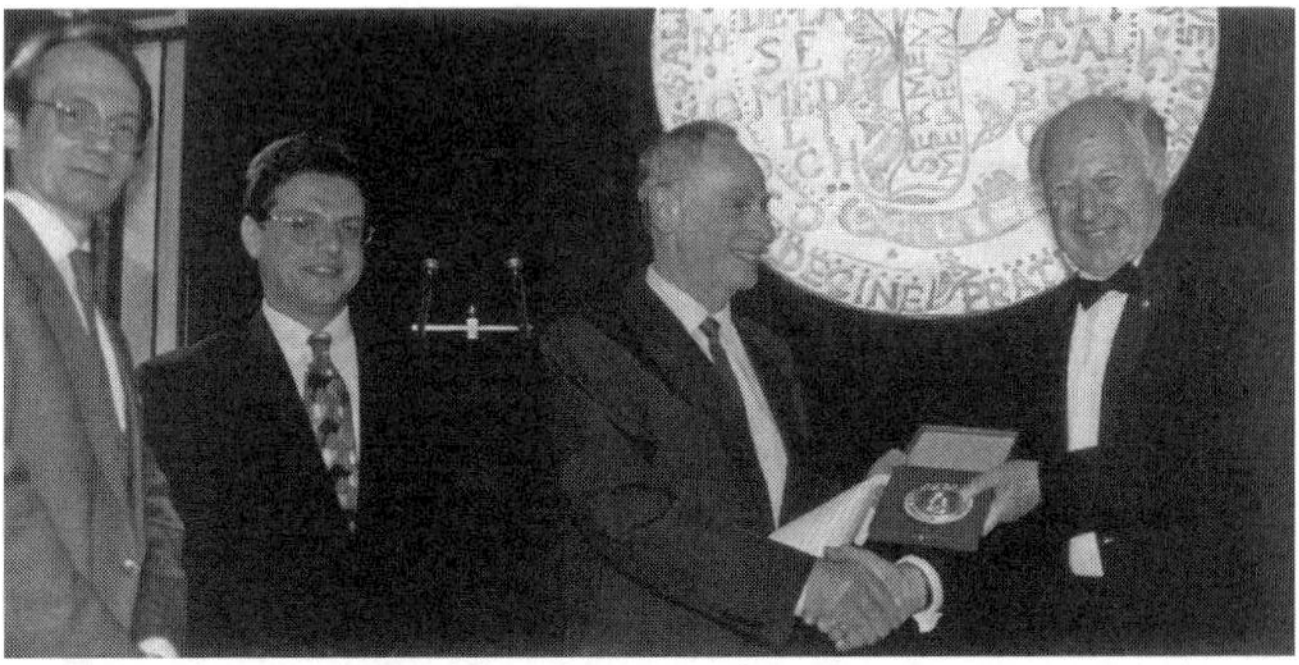

1994年，モントリオールにて（ノーベル賞受賞者の）マイケル・スミス（右端）が，北米最初のプリ・ガリエン（Prix Galien）賞（医薬品業界の最高の賞と言われる）をドーパミン受容体発見の功績に対して，フィリップ・シーマン，ヒューベルト・ヴァン・トール（左端），ハイマン・ニズニク（左から2人目）のチームに授与している。

ヒト遺伝子の多くが現在知られ、その配列が決められたので、数千の既知の遺伝子DNA断片のごく微量を単一のガラススライド上に高密度に置くことが可能になった。どの遺伝子が死の時点で、より多くのあるいはより少ないコピーを持っているのかを死後脳組織でスクリーニングするためにこの「DNAチップ」*を使用できるようになった。

多くの研究室がこの技術を用いているが、この研究方法がとりわけ神経系の研究にとって実りあるものであるか否かは不確かである。なぜなら遺伝子によって作られるコピー数は、投薬を含むその人の死亡前に起こるすべての多くの要因の結果、変動するからである。

事実、多くの神経系研究室はDNAマイクロチップスを用いる研究をやめてしまった。なぜなら、この方法によって得られる莫大な量の情報は再現性がなく、解釈できず、そして遺伝子発現の小さな変化を示すのみだからである。

この方法はペトリ皿内で十分に培養された生検癌組織の遺伝子発現の変化を調べるときには確かに役に立つ。なぜなら遺伝子発現の変異したパターンは抗癌剤への異なった感受性を持つ異なったタイプの癌を示すかもし

＊**DNAチップ**　細胞内の遺伝子発現量を測定するために、多数のDNA断片をプラスチックやガラス等の基板上に配置した分析器具のこと。

現在、ヒトゲノム解読が終了し、すべての遺伝子配列が解明されている。小さなガラス板の表面に直径数ミクロン（一ミクロンは一〇〇〇分の一ミリメートル）の多数の円盤をぎっしりと並べ、その円盤内に遺伝子断片DNAを付着させる。ヒトの遺伝子数は二万六千であるが、このようにしてこれらのすべての遺伝子断片が一枚のガラス基板上に固定されている。ある組織から全メッセンジャーRNAをまとめて採ってきて、それに蛍光色素を付けてからDNAチップにふりかける。チップを観察して、蛍光の強度を

れないからである。

しかし、神経系における遺伝子変化のパターンは今のところ統合失調症やアルツハイマー病のような多因子遺伝*疾患を診断する助けにはなっていない。莫大な時間、費用、エネルギーが、過去十年にわたってトロント研究室を含む多くの研究室による、いらだたしい真剣な努力の上に使い果たされていった(45、72、165)。ほとんどの研究室はこのことを公には認めたがらない。

しかし時折、神経系の遺伝子発現研究が実際に前進することもある。例えば、トロント研究室の大学院生の一人、カーメン・チュン（Carmen Chung）は統合失調症脳組織内でなんらかの発現過剰ないし発現減少の遺伝子がないかを探索していた。彼女は統合失調症の海馬*内でコンドレックス（chondrex）というタンパク質の遺伝子が過剰発現していることを見いだし、二〇〇三年に論文に発表した(19)。四年後に中国のグループ(197)とアイルランドのグループ(195)が、この遺伝子が実際のところ、統合失調症感受性遺伝子であることを発見し、カーメン・チュンの結果を補強したように思えた。しかし、ルイスらの仕事(81)と関連して前の章で述べたように、数百もの遺伝子が統合失調症の感受性遺伝子なのである。

見ることにより、組織内に発現しているメッセンジャーRNAの種類と量が一度にわかる。このようにして、ヒト細胞内で発現している遺伝子情報を網羅的に検出できる。

***多因子遺伝**　単一遺伝子ではなく、一つでは発症を引き起こす力はない多数の遺伝子異常が重なりあって病気を発症させる場合を多因子遺伝という。統合失調症は多因子遺伝疾患であることは、今日、多くの証拠によって支持されている。

***海馬**　大脳内の場所の名前で、情動や記憶と関連すると考えられている。

遺伝子関連や遺伝子発現のデータは統合失調症において意味あるものがなく、再現性もないので、全く異なった突破口が絶対に必要であった。そしてこれはすぐに生じたのであった。

第21章 突破口

トロント研究室は他の市におけるような巨大な研究室やネットワークとは対照的にいつも小規模のものであった。約一二〇名の研究生たちが研究室を巣立っていったが、どの時期でも同時に五、六名を超える大学院生がいたことはなかった。抗精神病薬受容体を発見するための戦略は常に少数精鋭であった。少ないプロジェクトで、少ない人数で、周囲に気を散らされることなく、焦点をしぼっていた。

アンフェタミン*を一回ないし数日間繰り返し投与すると、数週間にわたって動物に行動的感作*を引き起こす。この時、もしもアンフェタミンをさらに試験投与したり、尾をつつくような他の刺激を与えたりすると、この

***アンフェタミン**　覚せい剤の一種。ヒトには依存を起こしやすく、乱用すると統合失調症様症状を起こすことがある。

***行動的感作**　覚せい剤を動物に投与すると行動量が増加する。覚せい剤を反復して投与すると、その行動量増加がさらに増強される現象をいう。

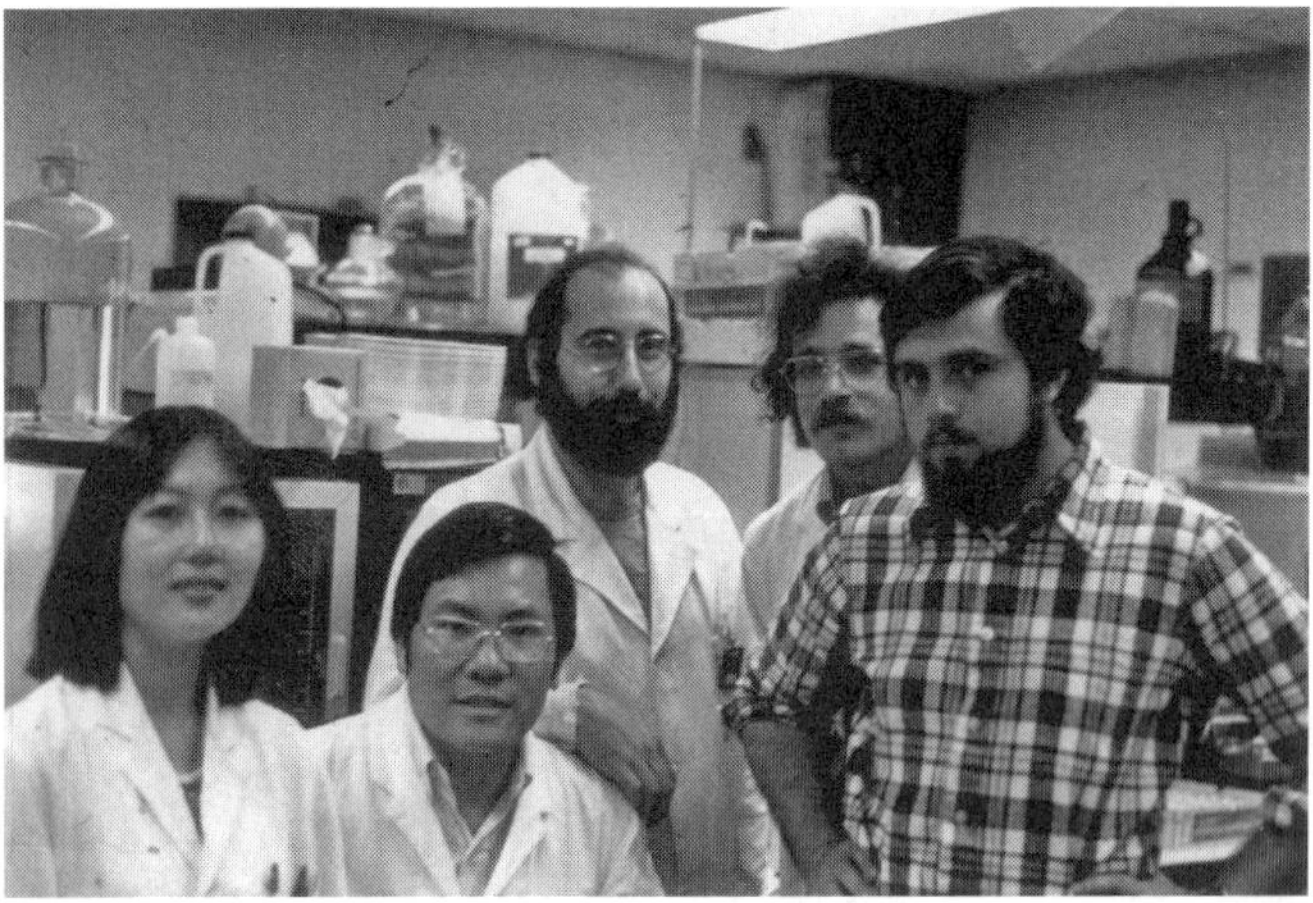

トロント，1975 年。マーガレット・チャウ・ウォンは初めて抗精神病薬/D2 受容体を発見した。タイロン・リー（Tyrone Lee）は統合失調症脳の D2 増加を測定した。ジョー・テデスコ，アラン・スタイマン（Alan Staiman），パヴェル・ミュラー（Pavel Muller）は D2 受容体の生物学に主な貢献を行った。

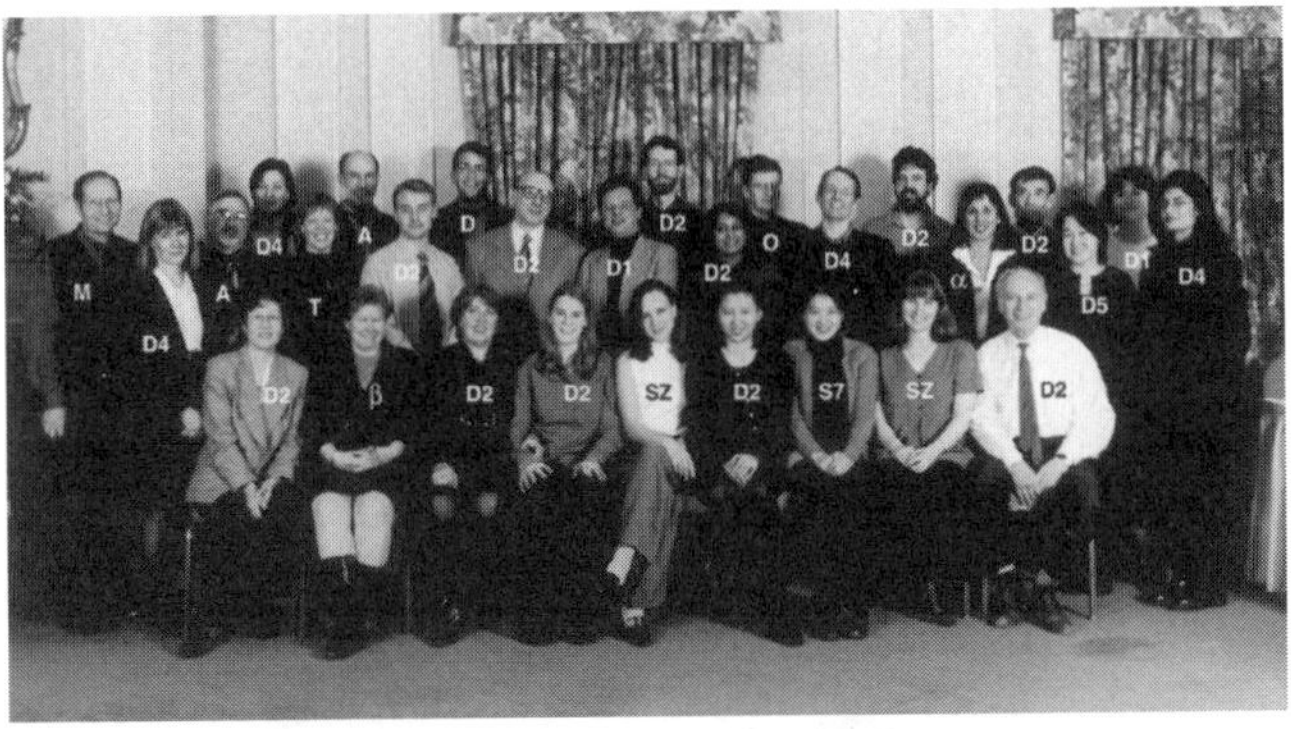

1967年から2000年のトロント研究室における学生や同僚たちの顔ぶれ。

最前列（左から右へ）

マーガレット・ウォン，クリスチーヌ・フォルスター（Christine Forster），カーラ・ウルピアン，カスリーヌ・ワルシュ（Catherine Walsh），ガブリエラ・ノバク（Gabriela Novak），ダイアン・ナム，アイビー・キアン（Ivy Qian），テレーサ・タレリコ（Teresa Tallerico），フィリップ・シーマン

前から2列目

カレン・ビンクリー（Karen Binkley），ローレンス・スペロ（Laurence Spero），テッサ・スペロ（Tessa Spero），ポール・ザワリンスキー（Paul Zawarynski），ジョセフ・テデスコ，ハイマン・ニズニク，スーザン・ジョージ，ヒューベルト・ヴァン・トール，プニナ・ワインライク（Pnina Weinreich），キム・スガモリ（Kim Sugamori），スーザン・サニヤル（Susan Sanyal）

前から3列目

マーク・ゴールドバーグ（Mark Goldberg），ベラ・ジョバニビッチ（Vera Jovanivic），ジェイムズ・ウェルズ（James Wells），マイケル・ゴットリーブ（Michael Gottlieb），レスリー・リリー，ブライアン・オダウド（Brian O'Dowd），スチーブ・リスト，ホンチャン・グアン（Hong-Chan Guan），リディア・デムキシン（Lydia Demchyshyn）

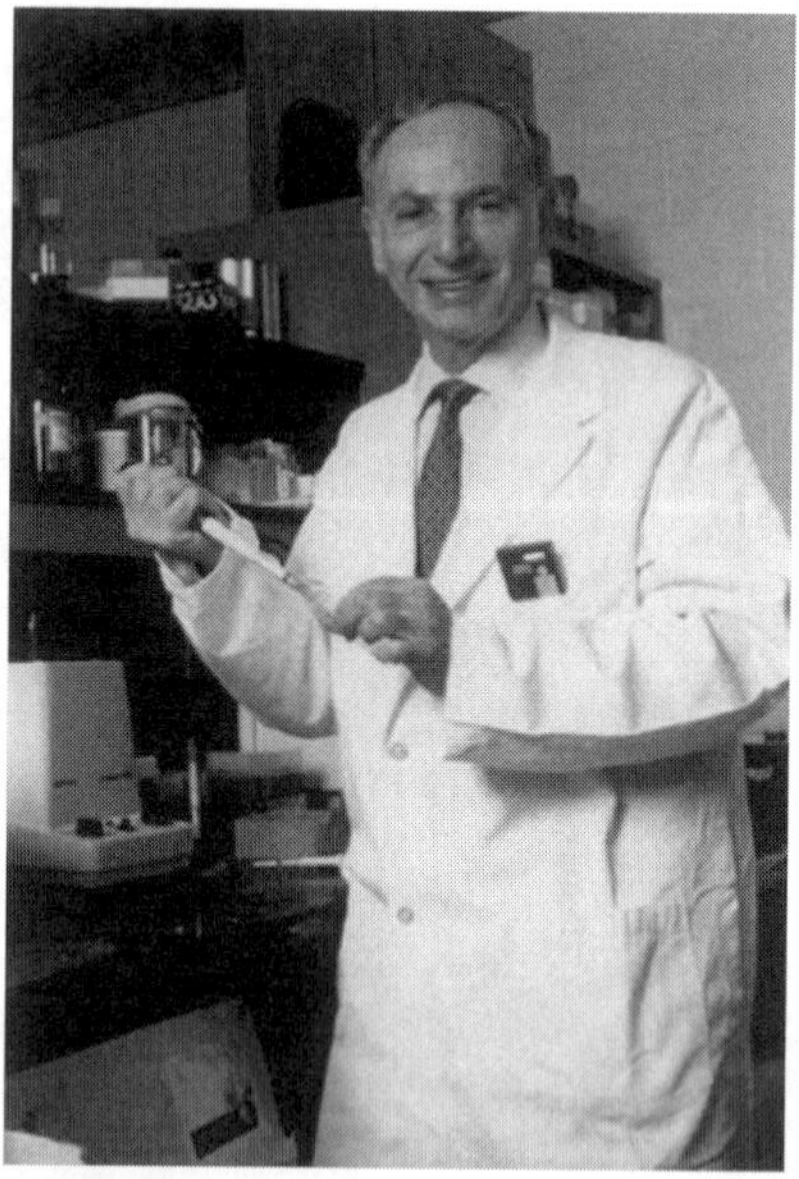

トロント，1994年-2009年，D2High受容体がすべての精神病の共通の収斂《しゅうれん》点である可能性の発見。ピペットを持つフィリップ・シーマン。

ような動物は行動を増加させる。この増強した行動はＤ２受容体遮断薬で阻止される。

驚くべきことに、これらの感作された行動は脳内Ｄ２受容体数の増加を伴ってはいない。事実、アンフェタミンの感作実験を報告した三十以上もある文献のほとんどすべてでは、このような動物では、むしろＤ２受容体の不変ないし減少を見いだしている。

ドーパミンＤ２受容体が減少しているのに、いかにしてＤ２と関連した機能であるドーパミン感作性運動量が増加するのかは長年謎であった。

その謎は、トロント研究室が感作されたラットにおけるＤ２受容体の高感受性部位の数を調べたときに、解明されたのである。

例えば、*ドーパミンへの高感受性を示すＤ２受容体を測定すると、対照組織にはＤ２受容体の高親和性部位が約三単位あるのだが、感作された動物は約十一単位もあり四倍の増加を示すのである。

Ｄ２受容体の高親和性状態の大きな増加は、感作動物におけるアンフェタミンや他のドーパミン類似薬剤に対する感受性の顕著な増加をたやすく説明しうる。

＊ドーパミンへの高感受性を示すＤ２受容体　Ｄ２受容体は実験条件によって、ドーパミンに高親和性を示す状態と、低親和性を示す状態の二種類の状態を生じる。これはＤ２受容体と、ＧＴＰ結合タンパク質との相互作用によって決まってくる。

D2受容体の高親和性状態を簡単に測定するため、放射性ドンペリドン*とドーパミンとの競合実験を用いる簡便な方法が見いだされた。このことは次図に示されているが、ドーパミンD2受容体は二つの状態で存在するのである。

放射性ドンペリドンは一九七〇年代に使用されていた古い化合物であるが、一九九〇年代には特に理由もなく使用されることがなくなっていた。しかし、トロント研究室の大学院生の一人、フランソワーズ・コー（Francoise Ko）は、細胞がドーパミンによって刺激された後に、D2受容体がどのように細胞内に入り込んでいくか*を調べる実験において、D2受容体標識用に放射性ドンペリドンを必要としたのである。放射性ドンペリドンは容易に細胞膜を通過しないので、細胞内への放射性ドンペリドンの進入はD2受容体への付着によって生じるはずなのである。

放射性ドンペリドンがもはや入手できなかったので、トロント研究室はボストンのペルキンエルマー社にその化合物を合成するように依頼した。

放射性ドンペリドンがボストンから到着したとき、最初の実験はいつもと同じように放射性ドンペリドンとドーパミンとの競合実験を行うことだ

*放射性ドンペリドン　巻末の注参照。

***D2受容体が細胞内に入り込んでいく**　D2受容体に限らず、神経伝達物質受容体は内在性伝達物質（D2受容体の場合はドーパミン）や受容体作動薬（刺激薬）による刺激を受け続けると、細胞表面にあった受容体が、細胞内に入り込むことによって、過剰刺激を和らげようとするメカニズムがある。これをinternalizationという。

った。

その結果は驚くべきものだった。

（次図に示されたように）その驚くべき発見とはドーパミンが、一から一〇〇nM《ナノモル》という極めて低濃度で放射性ドンペリドン結合を阻害し（これはすなわち、ドーパミンが高親和性を示す部位にあたる、これをD2Highと呼ぶ）、一〇〇nM《ナノモル》かそれ以上のドーパミンによる放射性ドンペリドン結合阻害で見いだされるドーパミンへの低親和性部位（これをD2Lowと呼ぶ）の間にはっきりとした区別があったということである。

　このようなD2HighとD2Lowの間の明確な区別は、他の放射性リガンドを用いては、決して見られることのないものであった。図で示されているように、このような低濃度のドーパミンは、D2受容体をラベルするために最もよく使用される化合物の一つの放射性ラクロプリドの結合を阻害しないのである。

　このD2HighとD2Lowのはっきりした区別は極めて再現性が高く[159]、放射性ドンペリドンとドーパミンとの競合実験は生物組織のD2受容体の高親和性状態を測定するための価値ある手段となった。このことは特に重

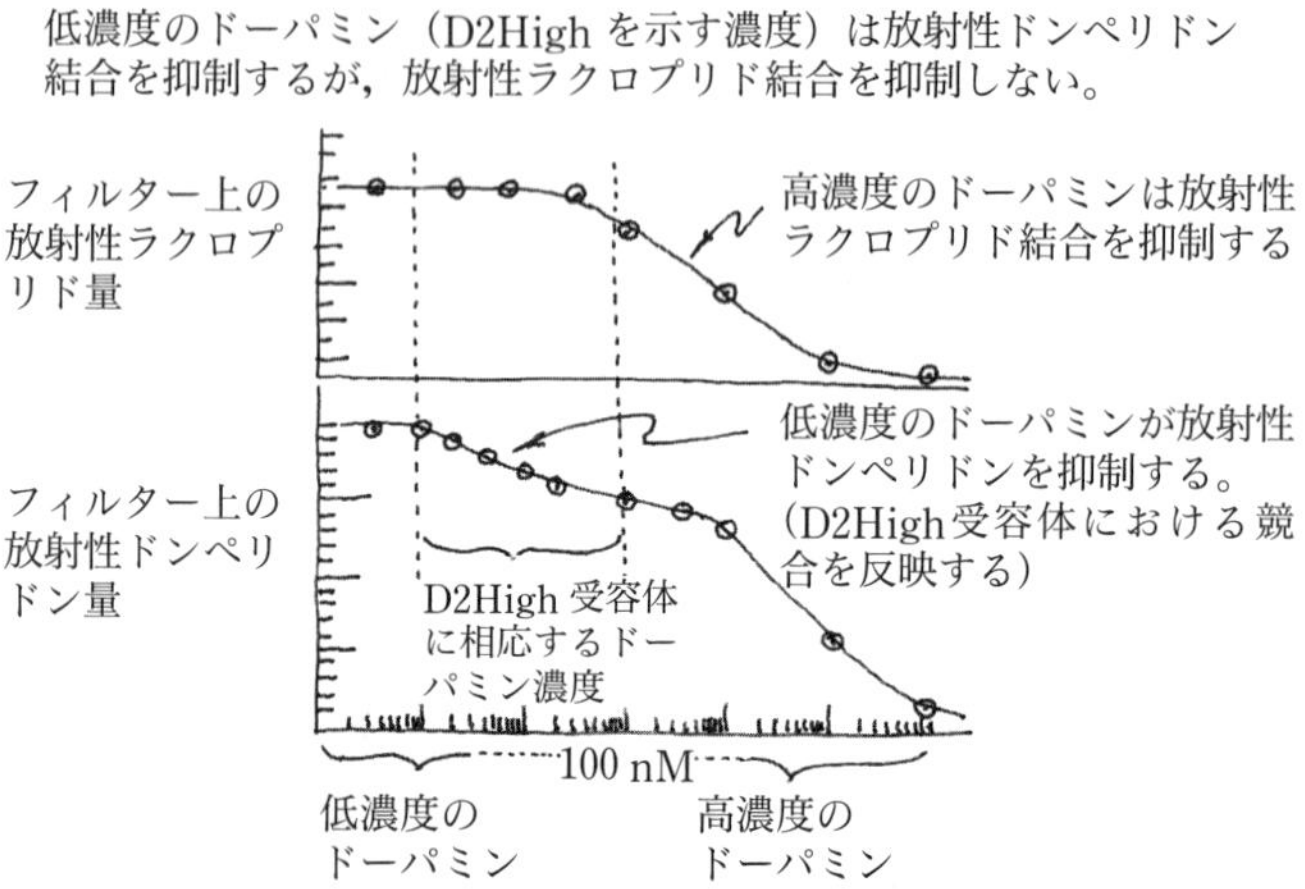
低濃度のドーパミン（D2High を示す濃度）は放射性ドンペリドン結合を抑制するが，放射性ラクロプリド結合を抑制しない。
フィルター上の放射性ラクロプリド量
高濃度のドーパミンは放射性ラクロプリド結合を抑制する
フィルター上の放射性ドンペリドン量
低濃度のドーパミンが放射性ドンペリドンを抑制する。（D2High受容体における競合を反映する）
D2High 受容体に相応するドーパミン濃度
100 nM
低濃度のドーパミン
高濃度のドーパミン

D2 受容体の高親和性状態は 1 から 100 nM《ナノモル》の濃度のドーパミンに対して感受性がある。D2 受容体の低親和性状態は 100 nM《ナノモル》以上の濃度のドーパミンに反応する。D2 受容体の機能的状態はドーパミンに対して高親和性状態の時である。低親和性状態は脱感作され，機能していない状態である。（フィリップ・シーマン描く）

要である。なぜならスーザン・ジョージや渡辺雅幸ら[38]が一九八五年に下垂*体前葉D2受容体の機能的状態は、D2受容体のドーパミンへの高親和性状態（D2High）であることを示していたからである。それに加えて、トロント研究室は抗パーキンソン薬の治療濃度が脳線条体のD2Highへの親和性と直接的に関連していることも見いだしていた。

　この放射性ドンペリドンとドーパミンとの競合という新しい方法を用いて、アンフェタミンに感作されたラットではD2High受容体が二・四倍に増加していることが容易に見いだされたのであった（次図）。

　アンフェタミンに感作された線条体ではドーパミンへの過感受性と一致して、D2High受容体が顕著に増加しているので[158]、この発見はD2High受容体が臨床神経学や精神医学にとって関連性があることを示唆していた。

　D2Highを正確に測定できる新しい能力は二〇〇三年から二〇〇五年までの間に生じた研究の突破点であった。そしてすぐに統合失調症のさまざまな動物モデルにおけるD2High受容体の割合を測定するドアを開くことになった[10,160,162,169,179]。

＊下垂体前葉D2受容体の機能的状態は、D2受容体のドーパミンへの高親和性状態（D2High）である　下垂体前葉細胞表面にもD2受容体が存在する。ドーパミンがこのD2受容体に結合して刺激すると、下垂体前葉細胞からのプロラクチンというホルモン分泌を抑制するという生理機能が発現する。下垂体前葉細胞のD2受容体もGTP結合タンパク質との関連によって、ドーパミンへの高親和性状態と低親和性状態の二つの状態をとる。ドーパミンは下垂体D2受容体がドーパミンに高親和性状態になっているときに、D2受容体に結合してプロラクチン分泌を抑制する。

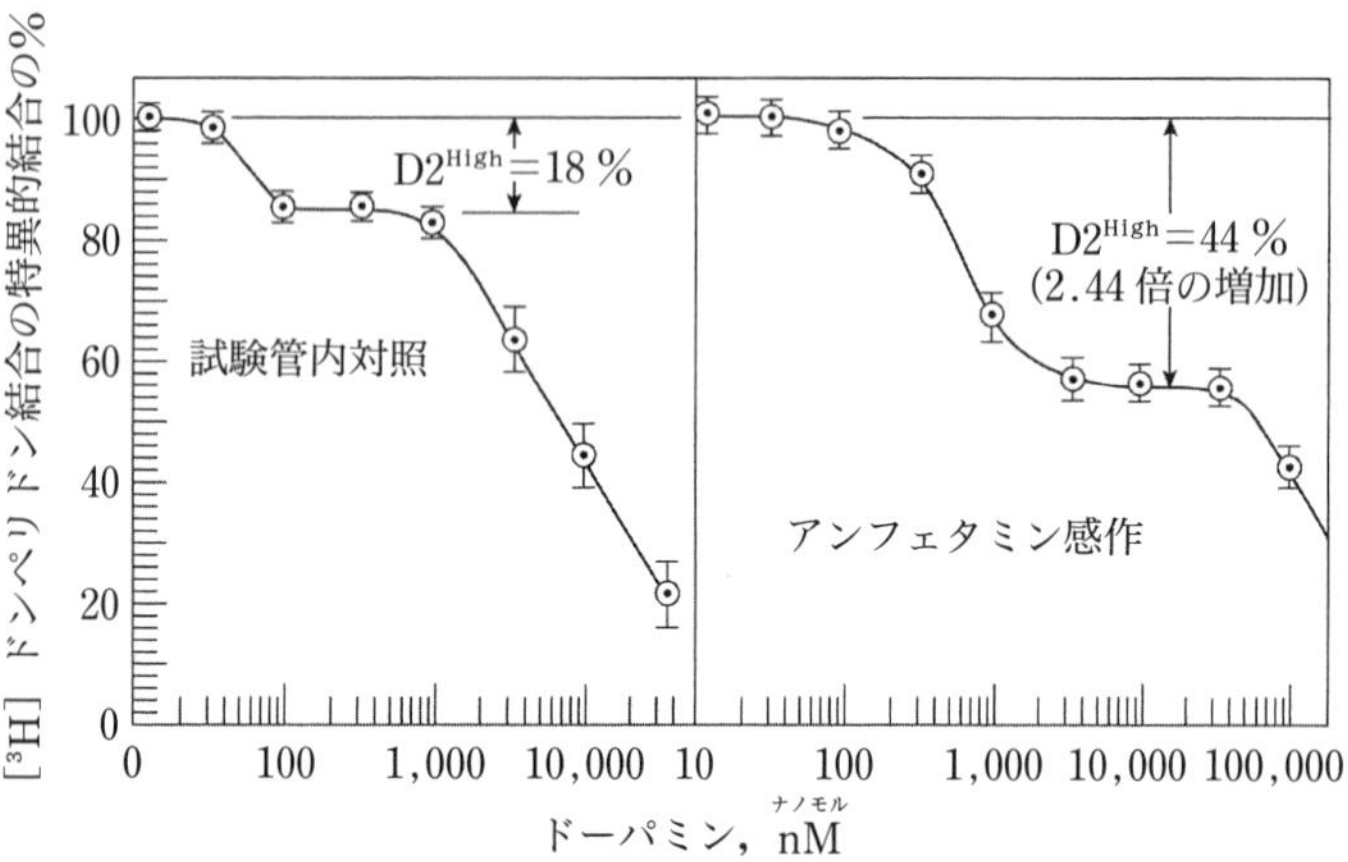

統合失調症のよい動物モデルはアンフェタミンによって感作された動物である。対照動物では D2 受容体の 18 %が高親和性状態（D2High）であるが，アンフェタミンによって感作された動物では D2High 受容体の割合が顕著に（40-50 %）増加している。（フィリップ・シーマン描く）

第22章 より多くのD2High受容体こそが統合失調症の統一的メカニズムなのだろうか?

精神病と統合失調症には多くの異なった原因があるが、トロント研究室は精神病症状の原因となる生化学的メカニズムは共通であると提唱している。

精神病と統合失調症の原因は非遺伝的な要素と遺伝的な要素の両方を含んでいる。出生時の外傷、脳損傷、(アンフェタミン、コカイン*、フェンサイクリジン*のような) 違法薬物の乱用、社会的孤立、ステロイドの過剰使用、出生前のウイルス感染、産褥《さんじょく》期の問題などの非遺伝的状況も統合失調症ないし精神病の発症に関与している。数多くの遺伝的主張も引き続き

***コカイン**　南米のコカという植物からとれる薬品。精神刺激作用があり、ヒトに依存を起こす。乱用すると統合失調症様症状を起こすことがある。

***フェンサイクリジン**　元来、麻酔薬として開発されたが、副作用として統合失調症に酷似した症状を引き起こすので医薬品としては使用されなくなった。グルタミン酸受容体遮断作用があることから、統合失調症のグルタミン酸説の根拠ともなっている。

なされている。二〇〇八年の一年間だけで、七五から一〇〇に至る遺伝子が統合失調症と関連していると報告された。

　このような幅広い原因の可能性があるのに、精神病症状にとっての共通の生化学的メカニズムがありうるのだろうか？

　統合失調症には適切な動物モデルもないし脳の生物マーカーも存在しないのだが、統合失調症と関連する多くの要因や遺伝子は動物において常にドーパミンD2High受容体を一〇〇から九〇〇％も増加させ、ドーパミン過感受性を生じさせていることがわかってきた。(160、162)

　例えば、これらの異なった要因は、脳損傷、さまざまな薬剤（アンフェタミン、フェンサイクリジン、コカイン、*コルチコステロン）による感作、社会的孤立、出生時外傷、（ドーパミン、*ギャバ〔GABA〕、*グルタミン酸、*トレースアミン、ノルアドレナリンの）受容体によって仲介されるさまざまな神経経路における十五以上の遺伝子の変異や欠失を含んでいる。これらのいくつかは次図に示した。(10、70)

＊コルチコステロン　副腎皮質ステロイドホルモン。抗炎症作用が強力で、よく使用される医薬品。過剰摂取により時に精神症状を副作用として起こすことがある。

＊ギャバ（GABA）　ガンマアミノ酪酸のこと。隣接する神経細胞の抑制を生じる神経伝達物質。

＊グルタミン酸　隣接する神経細胞の興奮を生じる神経伝達物質。

＊トレースアミン　生体内にごく微量含まれるアミンのこと。代表的アミンはノルアドレナリン、ドーパミン、セロトニンなどのモノアミン類であるが、これらは量が多いので、トレースアミンとは呼ばない。チラミン、トリプタミン、ベータ・フェニルエチルアミンをさす。

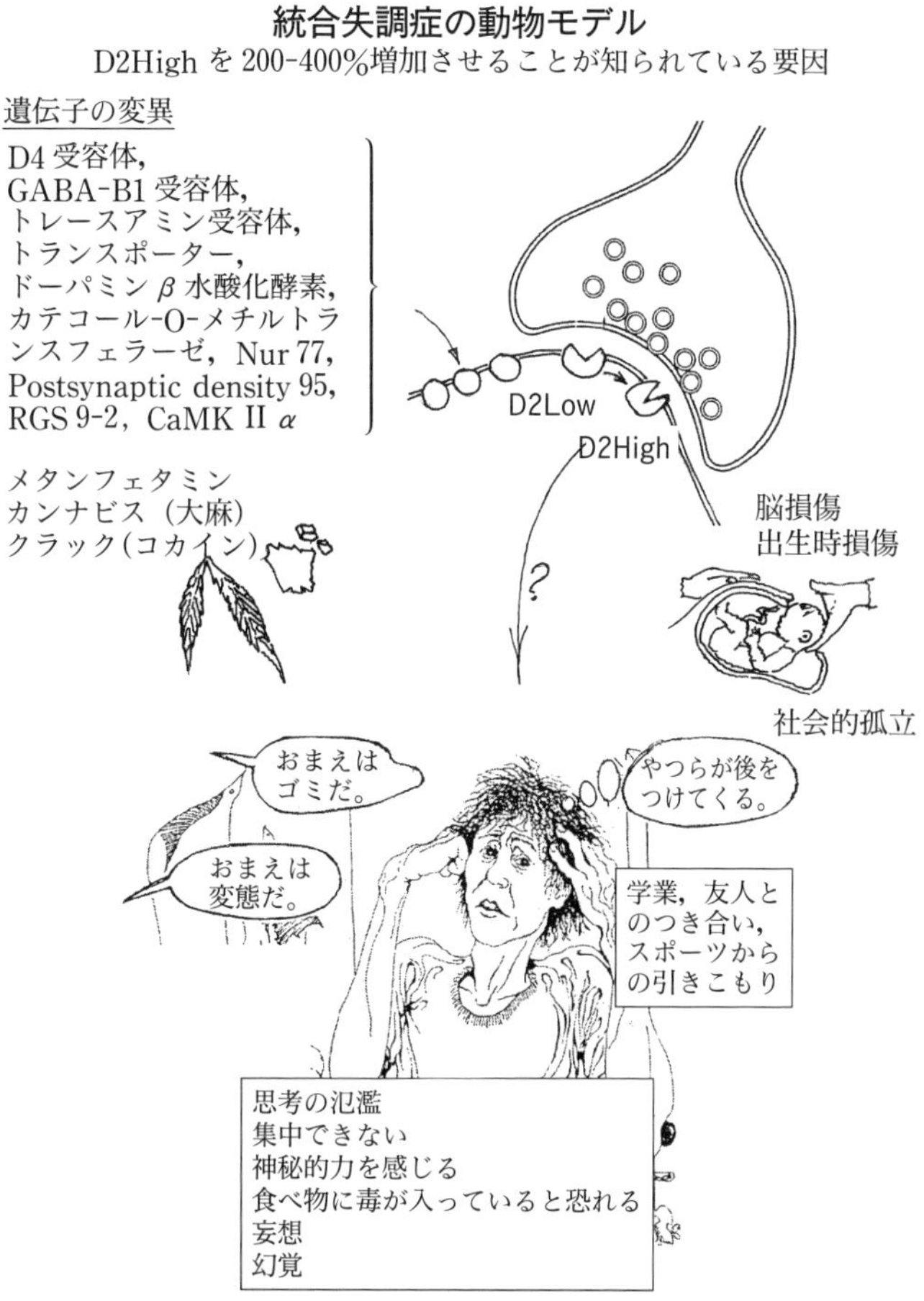

統合失調症の動物モデル：多くの神経経路における遺伝子の変異，違法薬物，脳損傷，出生時損傷，社会的孤立，これらはすべて D2High 受容体を増加させ，動物におけるドーパミン行動の過感受性，すなわち主要な精神病症状の特徴の原因となる。（フィリップ・シーマン描く）

D2High 受容体の性質

D2High 受容体はドーパミンに対して高親和性を示すドーパミンD2受容体であるが、D2受容体は多分、ドーパミンへの高親和性状態と低親和性状態との間を絶えず、急速に揺れ動いているのに違いない。

ある一つのタンパク質（アスパラギン酸カルバモイル基転移酵素）のこのような高親和性状態と低親和性状態の例が次図に示されている。この図はタンパク質の二つの状態の間の形の変化を示している。高親和性状態において中心に広い空間が存在するわけは、酵素タンパク質が、この酵素によって代謝される物質によって占有されているからである。

この図はまたドーパミンとD2受容体の高親和性状態との間の密接な結合も示している。

ドーパミン受容体のタンパク質がその形を変化させ低親和性の状態になるときには、ドーパミン分子は受容体に不十分かつ、ゆるくしかはまり込まなくなり、その結果、受容体はドーパミンへの親和性を減じるのである。

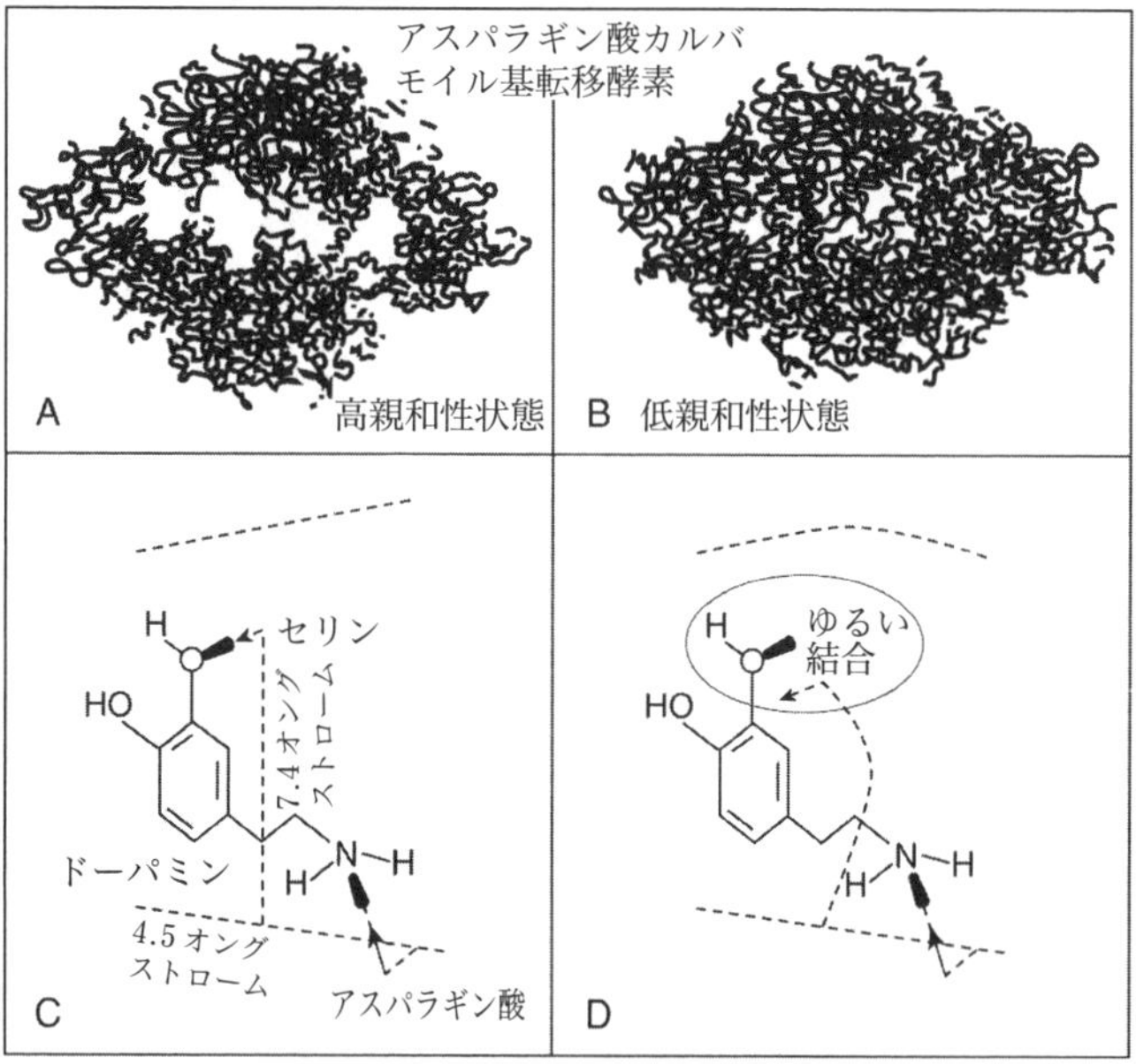

D2 高親和性状態
（ドーパミンが強く結合）

D2 低親和性状態
（ドーパミンがゆるく結合）

上図

高親和性と低親和性との間を急速に行ったり来たりする酵素の例

下図

ドーパミンが D2 受容体の高親和性状態に強く結合している。ドーパミンが D2 受容体の低親和性状態にゆるく結合している。

（フィリップ・シーマン描く。上図はエルゼビア出版 Biochim. Biophys. Acta, 1764：1527-1535, 2006 とザノッティ〔J.-M. Zanotti〕の許可を得て描きなおしたものである。）

統合失調症におけるドーパミン過感受性

D2受容体の機能的状態は高親和性状態であり、すべての統合失調症の動物モデルがD2High の増加とドーパミン過感受性を示すので、これらの所見はドーパミンに対して過感受性を示すヒトも脳基底核においてD2High 受容体数が増加していることを示唆している。

しかし、D2High 受容体が未投薬の統合失調症患者で増加しているかどうかはまだわかっていない。なぜなら人においてD2High を測定する方法がまだ開発されていないからである。

さらに、動物モデルからの情報では、精神病患者はドーパミンやドーパミン類似薬剤に過感受性になっていることが示唆されている。例えば、リーバーマン（J. Lieberman）たち[82]の研究によれば、統合失調症患者の七五%はアンフェタミンやメチルフェニデート*投与に対して強い精神病症状を生じることがあるが、対照健常被験者ではそのような症状は弱いのである。

遺伝子と関連している統合失調症全般について言えば、D2High 受容体の増加と精神病症状へと導く生化学的連鎖の引き金が引かれる多数のポイ

*メチルフェニデート　覚せい剤の一種。他の覚せい剤とは異なり、処方薬として使用可能である。ナルコレプシー（眠気発作を起こす病気）や、小児の注意欠陥／多動性障害（ADHD）の治療薬として処方される。

ントがあるのかもしれない。しかし、ある特定の遺伝子に感受性を示す個人ないし家族がいるが、彼らが有している危険遺伝子は、数個程度である可能性が高い。この変化した遺伝子は、多くの神経伝達経路のどこにでも生じうるのかもしれない。しかし、それと同じ危険遺伝子は、他の遺伝子に感受性を示す個人や家族では生じていないのかもしれない。つまり、危険遺伝子は異なった家系ではみな異なっているのかもしれないのである。

変化した遺伝子はある特定の神経経路の正常発達を変化させる。多くの主要な神経伝達経路における遺伝子欠失（または遺伝子のノックアウト）マウスを調べたところ、ドーパミンに対して過感受性となったマウスは常にドーパミンD2High受容体の比率が顕著に増加していることが示されたのである。

D2High受容体増加の臨床的影響

D2High受容体がD2受容体の機能的状態なので、D2Highの増加は、思考（思考の過剰活動、精神病性思考）や異常な神経学的徴候を含む精神運動行動を仲介するドーパミン経路の過剰な神経伝達を引き起こすのだろう。

D2High受容体の増加は幻覚、妄想のような患者の陽性症状と関連する一方で、陰性症状もまたD2High受容体の増加と関連しているのかもしれない。例えば、動物の基底核の一過性のD２受容体の過剰産生は動機づけのような前頭前野機能の持続的変化を生じる。それゆえ、人におけるD2Highの増加が陰性症状をも生じると考えることは合理的である。

違法薬物による精神病

アンフェタミン、コカイン、フェンサイクリジンのような違法薬物の長期使用は精神病を生じうる。一週間以上、毎日アンフェタミン、コカイン、フェンサイクリジンを投与して感作されたラットでは、D2High受容体数の顕著な増加を示す。活動過剰になることに加えて、動物はアポモルフィン*やアンフェタミンのようなドーパミン類似薬剤の行動刺激作用に対しても過感受性となる。

動物におけるこのような研究は、人における違法薬物の長期乱用もD2High受容体増加を介して人における精神病を引き起こすことを示唆し

***アポモルフィン**　ドーパミン受容体を刺激する作用のある薬物。つまりドーパミン受容体作動薬である。

ている。だが、嗜癖《しへき》患者におけるD2Highの測定はまだ行われたことはない。現時点まで、嗜癖患者脳内ではＤ２受容体数は実際には減少していることが見いだされてきた。しかしこの事実は誤りに導く可能性がある。なぜなら、D2High受容体こそ機能的な受容体だからである。

それゆえ、ラットにおける最近の研究はコカイン嗜癖のラットでは全Ｄ２受容体数は変化しないかもしれないが、嗜癖と一致してD2High受容体の比率は増加しているのである。

その他の精神病

精神病は脳外傷、無酸素症による出生時損傷、長期的社会的孤立後にも生じる。これらの状況下の動物モデルもD2High受容体増加を示すのである。

神経伝達経路

さまざまな神経伝達経路に関して、マウスで遺伝子がノックアウト*されたり、ラットで変化させられたりしたが、それらはD2High受容体の増

***ノックアウト**　遺伝子の働きを知るために、その遺伝子を破壊した細胞や動物を作って、その表現型がどのように変化するかを調べること。

加とドーパミン過感受性を生じたのであった。[160,162,163] このような経路には以下のものがある。

・グルタミン酸経路
 *PSD95（postsynaptic density 95）のノックアウト
 *代謝型グルタミン酸受容体2と3のノックアウト
・ドーパミン経路
 D2受容体ノックアウト
 D4受容体ノックアウト
 *チロシン水酸化酵素ノックアウト
・アセチルコリン経路損傷
・ギャバ経路
 ギャバ（GABA）-B1受容体ノックアウト
・アドレナリン経路
 *アルファ1b-アドレナリン受容体のノックアウト
 *COMT（カテコール-O-メチル・トランスフェラーゼ）のノッ

＊PSD95（postsynaptic density 95） 巻末の注参照。
＊代謝型グルタミン酸受容体2と3 巻末の注参照。
＊チロシン水酸化酵素 巻末の注参照。
＊アルファ-1b-アドレナリン受容体 ノルアドレナリン受容体の一種。この受容体はドーパミン放出を調節している。この受容体のノックアウトマウスはパラクロロアンフェタミンへの過感受性を示す。
＊COMT(カテコール-O-メチル・トランスフェラーゼ) ドーパミンを分解する酵素の一種。この遺伝子は統合失調症の感受性遺伝子である。このノックアウトマウスはドーパミンへの過感受性を示す。
＊ドーパミンβ水酸化酵素 ドーパミンを代謝して、ノル

クアウト

*ドーパミンβ水酸化酵素のノックアウト

*小胞性モノアミン・トランスポーターのノックアウト

・トレースアミン経路

*トレースアミン1受容体のノックアウト

・他の経路

*DISC-1遺伝子のノックアウト

*CaMKⅡα遺伝子のノックアウト

*Nur77遺伝子のノックアウト

*RGS9-2遺伝子のノックアウト

これらの遺伝子欠失、脳損傷、感作性薬物がどのようにD2High受容体を増加させるのかは不明である。しかし、このような脳への損傷がD2受容体の脳内調節を変化させ、それを高親和性状態へと変換させることはありうることである。

アドレナリンに変換する酵素。このノックアウトマウスはドーパミンへの過感受性を示す。

＊小胞性モノアミン・トランスポーター　巻末の注参照。

＊トレースアミン　巻末の注参照。

＊DISC-1遺伝子　統合失調症の感受性遺伝子である。

＊CaMKⅡα遺伝子　CaMKとはカルシウム／カルモデュリン依存性タンパク質リン酸化酵素のこと。この遺伝子のノックアウトマウスは統合失調症様の行動を示す。

＊Nur77遺伝子　Nur77は細胞増殖やアポトーシス（細胞死）と関連する受容体。

＊RGS9-2遺伝子　RGS9-2はregulator of G protein signaling（Gタンパク質調節タンパク質）の一種。RGS9-2のノ

ドーパミン過感受性ならびに統合失調症へと導く遺伝子はどれか？

前述したように、少なくとも十五の遺伝子がマウスにおいて変異したり、ノックアウトされたりしている。そのすべてが行動上のドーパミン過感受性を伴う統合失調症の動物モデルという結果を生じている。これらの遺伝子は脳内のすべての主要な神経伝達経路に見いだされる。

それに加えて、さまざまな違法薬物が主要な神経伝達経路に影響する。そのことによって多くの薬物使用者にドーパミン過感受性を生じ、精神病を引き起こす。

これらを合わせると、少なくとも三十の異なった統合失調症の動物モデルが知られている。

しかし、もしも同様の遺伝子がヒトにおいて変化しているとしたら、これらのモデルのどの遺伝子がドーパミン過感受性と統合失調症を引き起こすのに決定的なのだろうか？

ほとんどの遺伝子研究者は、統合失調症は、多くの患者において類似の変異遺伝子を有する多少なりとも同一の疾患であるとの考えを持っている。

しかし、動物モデルの結果からは、さまざまな種類の変異遺伝子が、多

ックアウトマウスはドーパミン過感受性を示す。

くの統合失調症患者において、生物学的に顕著な特徴であるドーパミン過感受性という同一の要因へと導いていることを示している。

別の言葉で言えば、動物モデルからは、さまざまな種類の変異遺伝子がヒトの統合失調症を引き起こしていることが示唆されるのである。つまり、統合失調症はさまざまな個人や、さまざまに異なった家族における、さまざまな変異遺伝子から生じるものかもしれない。

事実、ワルシュ（Walsh）らの最近の証拠[191]は、この見方を支持している。彼らの研究によれば、統合失調症患者の一五％において染色体内DNAの少なくとも五十の領域において欠失（破壊）または重複があるのである。これは対照被験者の五％とは対照的である。これらの変異の大多数は脳発育に影響する遺伝子において生じていた。彼らの全般的所見を次図に示す。

ワルシュらによるこの研究はさまざまな変異遺伝子（特に脳発育に関与している）が統合失調症を引き起こしていることを示唆している。さらに、このような遺伝子は、さまざまな患者やその家族でみな異なったものなのだろう。

別の言葉で言えば、ワルシュたちの発見は動物モデルからの結論に類似

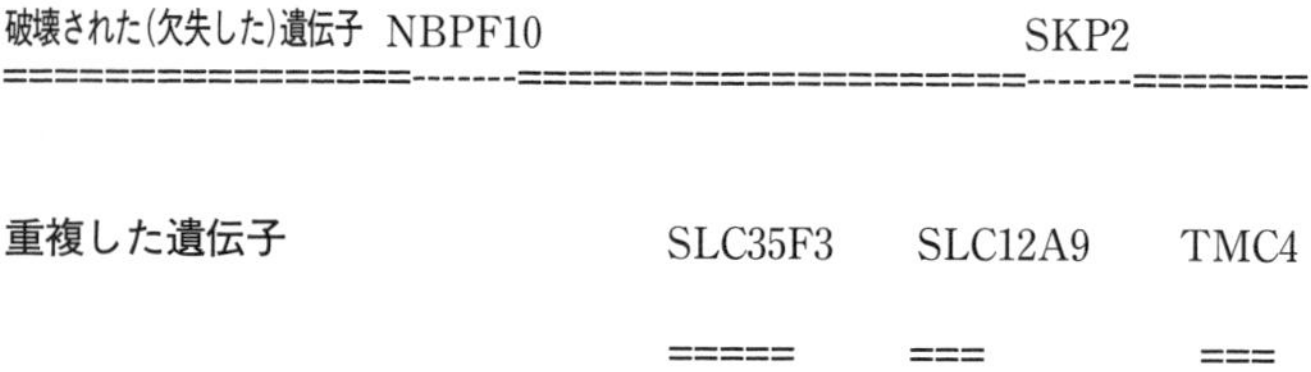

染色体上のDNAの一部分における破壊（欠失）または重複の例。このような出来事は対照者の５％に生じる。しかし統合失調症患者では15％に生じる。（フィリップ・シーマン描く）

しているのである。つまり、さまざまな脳内遺伝子の変異が同一の病気を引き起こし、そしてそれはドーパミン過感受性を伴っているのである。

アンフェタミンによって生じるD2High受容体増加をハロペリドールは逆転させる

抗精神病薬はD２受容体に作用するので、抗精神病薬はパチル（Patil）らによって用いられたグルタミン酸／ドーパミン作動性抗精神病薬（後述）も含めてD2High受容体の増加を引き起こすと考えることは合理的である。

事実、抗精神病薬は動物においてドーパミン過感受性を引き起こすのである。

これらの効果は人でも認められ、薬物中止後の過感受性精神病または反跳性精神病の基盤である可能性が高い。*

抗精神病薬長期投与後D2High受容体は増加するのだが、この増加したD2High状態は薬物中止後、元にもどる。これは動物の精神病モデルにおけるD2Highの永続的増加とは異なる。

抗精神病薬はドーパミンＤ２受容体を遮断するので、抗精神病薬による遮断に打ち勝とうとしてより多くのD2High受容体を合成することは脳の当然の反応である。これらの過剰な受容体は個人の行動には明らかな影響を及ぼさない。なぜなら抗精神病薬がなおも脳内に存在し続け多くのドーパミン受容体を遮断し続けているからである。

抗精神病薬はD2High受容体数を増加しうる一方で、抗精神病薬は同時に精神病過程それ自体によって生じるD2High受容体数を減少させる臨床効果もある。

例えば、統合失調症の最上のモデルであるアンフェタミンの場合、九日間のアンフェタミン投与はラットにドーパミン過感受性行動を引き起こし、D2High受容体数を二三〇％増加させる（次の図）。しかし、アンフェタ

＊**薬物中止後の過感受性精神病または反跳性精神病**　抗精神病薬で治療中の患者が服薬を中断すると、精神症状が以前よりも悪化すること。

ハロペリドールはアンフェタミンによって生じる
D2High の増加を逆転させる。

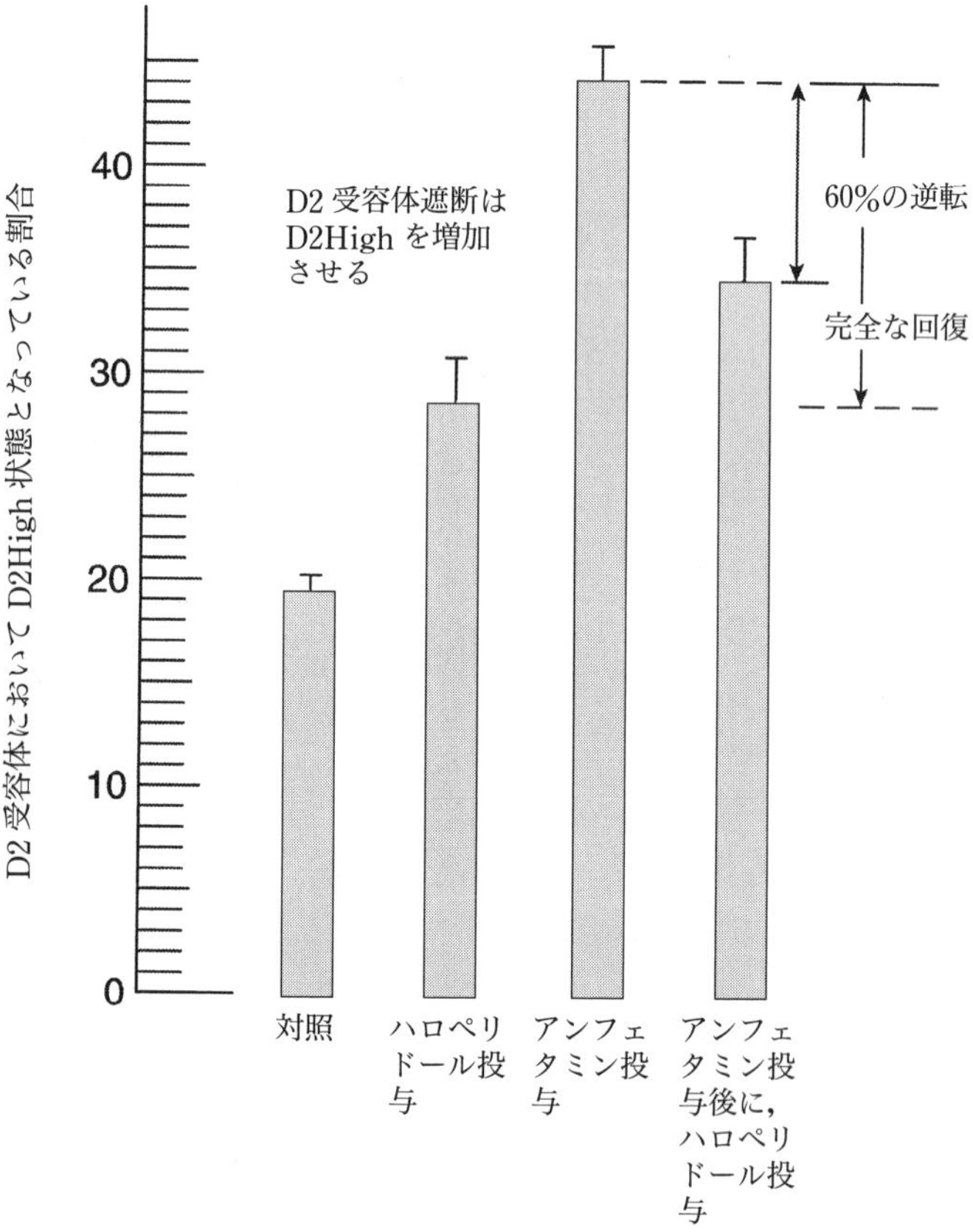

ドーパミン D2High 受容体の割合はハロペリドールを 9 日間投与されたラットで増加する。D2High 受容体はドーパミンに過感受性にさせるための 9 日間のアンフェタミン投与によっても増加する。しかし，アンフェタミンによって感作された動物がさらに 9 日間のハロペリドール投与を受けると，ハロペリドールは実際のところ，（ドーパミン過感受性行動も阻止するとともに）アンフェタミン単独投与によって生じた D2High 受容体数増加を逆転させる。（フィリップ・シーマン描く）

ミンに感作されたラットがさらに九日間ハロペリドールの投与を受けると、D2High受容体数はハロペリドール自体によって生じる対照レベルにまで戻るのである。

このハロペリドールによるD2High受容体の回復[125]は全般的な精神病、特に統合失調症においてD2Highが基盤となっている考えを支持するものである。

しかし、これらのD2High受容体は人でも見いだされるのだろうか？

第23章 D2High 受容体は人でも見いだされるのだろうか?

もしもD2High受容体が多くなることが精神病への序曲であるならば、初期の精神病や精神病発症の危険性を持った人たちにおいて、それらをPETを用いて検出し、モニターすることは臨床的に必須となるであろう。しかし、生体でPETを用いて、D2High受容体を測定する精緻な方法はまだ研究開発されていない。

生体においてD2High受容体をラベルするためには、D2受容体の刺激薬*(作動薬)の放射性分子を用いることが最も簡単なアプローチであろう。なぜならドーパミン類似作動薬は主にD2受容体のドーパミン(内在

＊刺激薬　受容体に結合して、生理的神経伝達物質と同様な反応を引き起こすように作用する薬物。作動薬ともいう。ドーパミン受容体作動薬(刺激薬)はパーキンソン病の治療薬になる。これに対し、受容体に結合すると、生理的神経伝達物質の結合を妨げるように作用する薬物があり、これを遮断薬ないし拮抗薬という。D_2ドーパミン受容体拮抗薬は、抗精神病薬である。

性作動物質）高親和性状態に作用して、組織や全個体内の反応を引き起こすからである。

しかし、二〇〇九年現在、人体への使用が安全で、D2High受容体に対して明らかに選択性のある放射性化合物は存在しない。

D2High受容体を標識するために、少なくとも二つのタイプの放射性作動薬がヒトにおいて使用されてきた。それは$[^{11}C]$MNPA[35、168]と$[^{11}C]$PHNO[192]である。しかし、これら二つの放射性化合物は、ごく微量を使用しても、D2受容体の高親和性と低親和性の二つの状態に結合してしまうのである。

それゆえ、現在の実践は生体のD2受容体の高親和性状態を、二つのスキャンを用いて選択的に標識する方法を立案している。その概略は上述の放射性D2作動薬の一つを静脈注射後、被験者の脳をスキャンするのである。そして二、三時間後に、低用量のアポモルフィン（ドーパミン作動薬）と共に放射性作動薬をもう一度、静脈注射し脳を再度スキャンするのである。アポモルフィンは放射性物質がD2High受容体に結合することを妨げるように作用する。

二つのスキャンの間の差がD2High受容体に結合する放射性作動薬の

量を反映することになる。

例えば、セネカ（Seneca）らの研究[168]とフィネマ（Finnema）らの研究[35]は、放射性作動薬$[^{11}C]$MNPAは放射性D2拮抗薬$[^{11}C]$ラクロプリドよりもドーパミンまたはアポモルフィンによる置き換えに対して、より敏感であることを示している。

特に、フィネマらは（放射性作動薬$[^{11}C]$MNPAの注射三分前に静脈注射された）少量のアポモルフィンは放射性作動薬$[^{11}C]$MNPA結合の約一〇％を阻害するが、放射性D2遮断薬$[^{11}C]$ラクロプリドの結合を阻害しないことを見いだした。

別の言葉で言えば、生体で脳内D2High受容体を測定する最上の方法は、二つの放射性作動薬を用いて測定することであり、一つはアポモルフィンと共に注射し、もう一つはアポモルフィンを注射せずに行うのである。その差がD2High受容体を反映するのである。

対照となる実験は、（放射性作動薬の代わりに）$[^{11}C]$ラクロプリドによって同様の測定を行うのだが、しかし、少量のアポモルフィンは放射性D2遮断薬$[^{11}C]$ラクロプリドの結合を阻害しないのである。なぜなら、放射性ラクロプリドはD2の高親和性状態には結合しにくいからである。

このような実験が最近、アンフェタミンに過感受性となったラットが本当に生体内でD2High受容体を増加させているかを調べるために行われた。[124]このことは次図に示されている。縦軸は対照ラットと比較して、感作された組織（線条体）において（ドーパミン刺激薬、N-プロピルノルアポモルフィン〔NPA〕によって）置き換わる放射性作動薬の量を表している。感作過程はD2High受容体数を二・三倍増加させたことが示された。

ドーパミンD2受容体のD2High部位をラベルする際の主要な問題は、放射性作動薬[11C]MNPAを使用しても、生きている（腎臓細胞の）培養細胞においてD2High部位をラベルできないことである。[172]しかし、このような培養腎臓細胞は、特にD2を産生するDNAを感染させたときには、*神経細胞とは極めて異なった性質や浸透性を持つかもしれないのである。にもかかわらず、生きている下垂体前葉細胞は放射性D2作動薬[3H]PHNOによって標識しうるのである。[122]

ヒトにおいてこのような測定が遠からず可能になるはずであり、そのよ

*D2を産生するDNAを感染　D2受容体遺伝子DNAをベクターと呼ばれる運び屋（ウイルスなど）に組み込んで、培養細胞に感染させ、その培養細胞でD2受容体を産生させること。

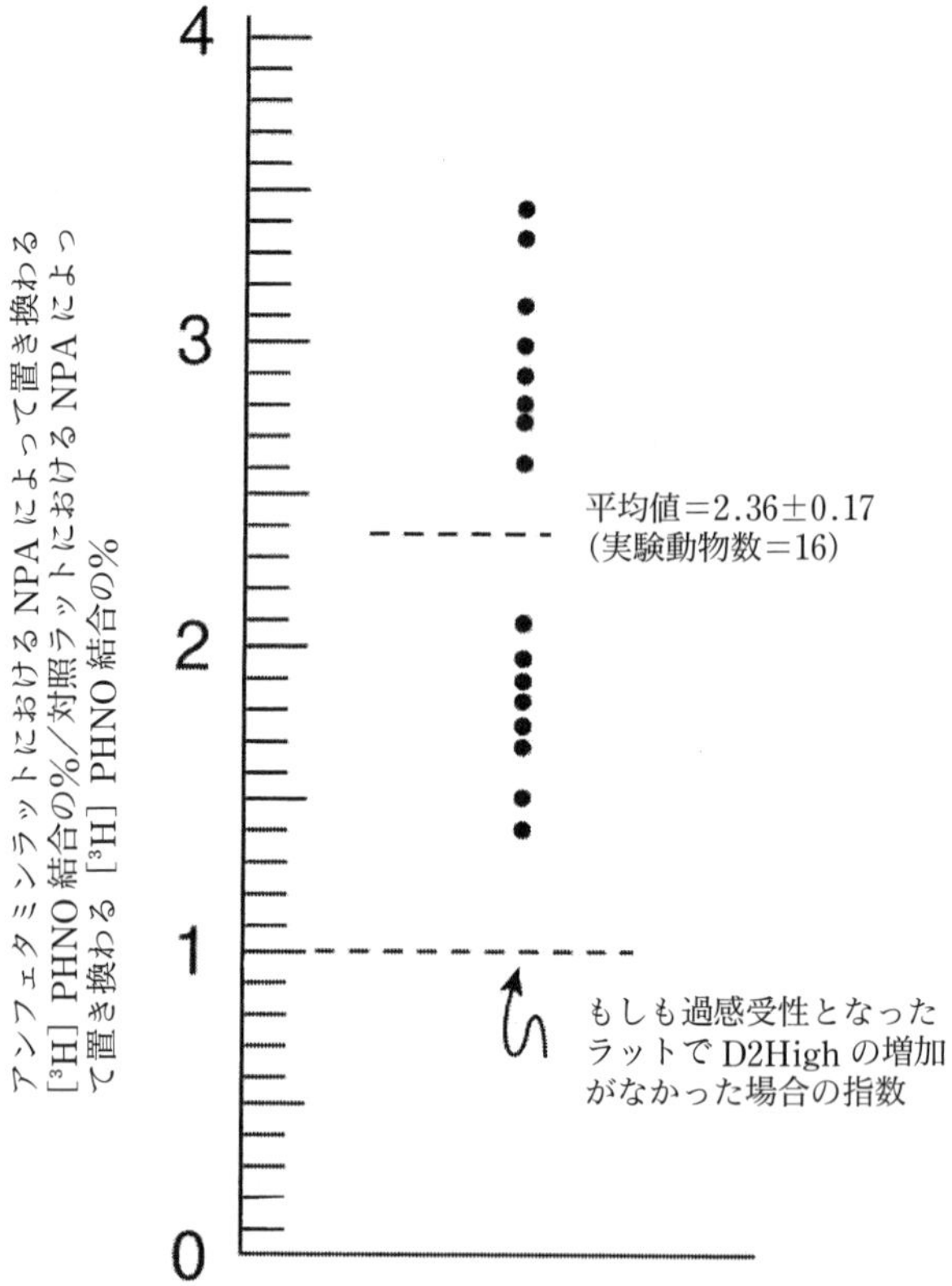

ドーパミンに対して行動的に過感受性となったラットにおいて，ドーパミン D2High 受容体の生体の線条体における増加を示す。縦軸はアンフェタミンによって感作されたラットの NPA（N-プロピル-ノルアポモルフィン）によって置き換わる［³H］PHNO 結合量を，対照ラットのそれで割った指数を示す。もしこの指数が 1 であるならば，過感受性ラットでは D2High の増加はないことになる。実際にはこの指数は 2.4 倍増であった。
(ウイリー・リス出版の許可を得て，Seeman, 2009 b[124]より転載)

うにして、統合失調症、パーキンソン病、薬物嗜癖の初期の段階を確認することになるであろう。

第24章 将来の薬剤とライナス・ポーリングの規則

統合失調症の原因となるメカニズムを探る現在の研究は「治療のあとを追う」戦略に基づいている。この戦略は統合失調症の症状は、ドーパミン神経伝達が減少するか阻害されるときに改善されるとの長年にわたる結論へと導いてきた。

しかし、脳内のほとんど無限とも言える神経細胞間の回路は、ドーパミン神経細胞以外の神経細胞も疑いもなく統合失調症の発症に関与していることを示唆している。

統合失調症においてはドーパミン以外の神経経路もひどく乱されていて、それらを治療すれば統合失調症によりよい結果をもたらすのであろうか?

例えば、グルタミン酸の異常な神経伝達が統合失調症の原因なのだろうか？　統合失調症のドーパミン仮説と並行して、この病気についてのグルタミン酸機能低下説[44、57]が長期間、唱えられてきた。それは、統合失調症の臨床症状はグルタミン酸神経伝達の低下によって生じると推測するものである。この考えは違法薬物として広まっているフェンサイクリジン（ＰＣＰ）が全般的に幻覚、妄想、認知や思考の障害を生じるとの観察に主に基づいている。継続使用によって、フェンサイクリジンは統合失調症を引き起こしうるのである。

フェンサイクリジンは脳内のグルタミン酸受容体を遮断して、グルタミン酸の神経伝達を減少させるので、統合失調症の基盤はグルタミン酸神経伝達の減少であるとの考えが現れたのである。

しかし、フェンサイクリジンはＤ２受容体も刺激するし、[³H]ドンペリドンまたは[³H]ＰＨＮＯでラベルされるD2High受容体も占有するのである。さらに、グルタミン酸受容体には直接作用しないＤ２受容体に極めて選択的なハロペリドールが、フェンサイクリジンによって引き起こされる精神病患者の精神病症状を阻止するのに臨床的に有効なのである[17、18、39、40]。

グルタミン酸機能低下説はグルタミン酸受容体刺激薬が統合失調症の症状を改善することを予測するものである。この理論はイーライ・リリー製薬のグルタミン酸薬（LY404039）の四週間の臨床試験で重要な支持を得た。この薬剤はグルタミン酸受容体刺激効果があり、一〇〇人のロシア人統合失調症患者の臨床症状を改善したのである[97]。

ドーパミン伝達を主に阻害する薬剤こそが有効な抗精神病薬であるという五十年にわたる数百もの薬物の経験を考慮すると、新しいリリー製薬の薬剤が、統合失調症改善にはドーパミン伝達阻害を要するとの原則の真の例外かどうかを注意深く調べる必要がある。

シーマンはイーライ・リリー製薬のダリル・シェップ(Darryl Schoepp)に連絡し、リリー薬剤（LY379268）を送付してもらった。これはロシア人患者に使用された薬剤と、（一つの原子が異なる以外）ほぼ同一であった。シーマンは実際にロシア人患者に使用された薬剤のサンプルも要求したのだが、リリー製薬のマレク（G.J. Marek）はシーマンに電話し、治験薬のLY404039を送ることはできないと告げたのだった。この時までにシェップはリリー製薬をやめて、メルク製薬に移っていた。

リリー製薬から送られたＬＹ３７９２６８（実は、この化合物は*トクリス社からも購入可能である）を用いて、シーマンはまもなくこのグルタミン酸作動薬がドーパミンD2High受容体に結合すること、また部分的な刺激作用もあることを見いだした[128]。トロント研究室はＬＹ４０４０３９関連のグルタミン酸薬が、グルタミン酸受容体へと同様の強さをもって、ドーパミンD2High受容体に結合するとの論文を発表した。さらに、トロント研究室はこのタイプのグルタミン酸薬が部分的にドーパミンＤ２受容体を刺激し、また培養した*下垂体細胞のＤ２受容体も刺激し、下垂体細胞からのプロラクチン放出を抑制することを見いだした。

つまり、シーマンの論文はリリー社の新しいグルタミン酸タイプの薬剤はグルタミン酸受容体を刺激する一方で、生体でＤ２受容体でのドーパミン伝達をも部分的に刺激するかまたは阻害すると主張したのである。

しかし、シェップとリリー製薬のグループはシーマンのデータを受け入れなかった。そして、グルタミン酸薬はグルタミン酸受容体に絶対的に特異的であると主張した。さらに、リリー製薬グループも、さらにアストラ・ゼネカ製薬のグループも、ドーパミンＤ２受容体を測定するため$[^3H]$ド

＊トクリス社　アメリカの実験用試薬販売会社。

＊下垂体細胞のＤ２受容体　脳下垂体前葉細胞にもＤ２ドーパミン受容体が存在し、この受容体がドーパミンで刺激されると、下垂体細胞からプロラクチンというホルモン分泌が抑制される。リリー社の薬剤がプロラクチン分泌放出を抑制することは、この薬剤がＤ２ドーパミン受容体刺激作用を有していることを意味している。

ンペリドンを用いる実験により、リリー製薬のグルタミン酸受容体刺激薬LY379268はドーパミンD2受容体に効果を及ぼさないとの抄録(200)を発表した。

新しいLY型薬剤にとって、グルタミン酸かあるいはドーパミンかいずれの作用が中心なのかを決定することは極めて重要である。二つの主要な製薬企業にとっても、このグルタミン酸型薬剤の受容体選択性を調べることは、必須なことである。なぜなら神経系に作用する薬剤は、薬剤が作用する標的ないし受容体によって定義されるからである。さらに、後に薬剤を製品化して販売するときに、その薬を処方する医師に受容体標的を知らせ、宣伝することは重要だからである。

二〇〇八年十一月にアストラ・ゼネカ製薬(200)はワシントンDCでの神経科学学会で、グルタミン酸受容体作動薬LY379268が、トロント研究室の研究とは対照的に、D2High 受容体での[^{3}H]ドンペリドン結合を阻害しないとの所見を発表したのだった。

しかし、トロント研究室は次の論文(130)で、アストラ・ゼネカ製薬研究室の所見と、トロント研究室の所見は図に示すようにデータを同一スケールで

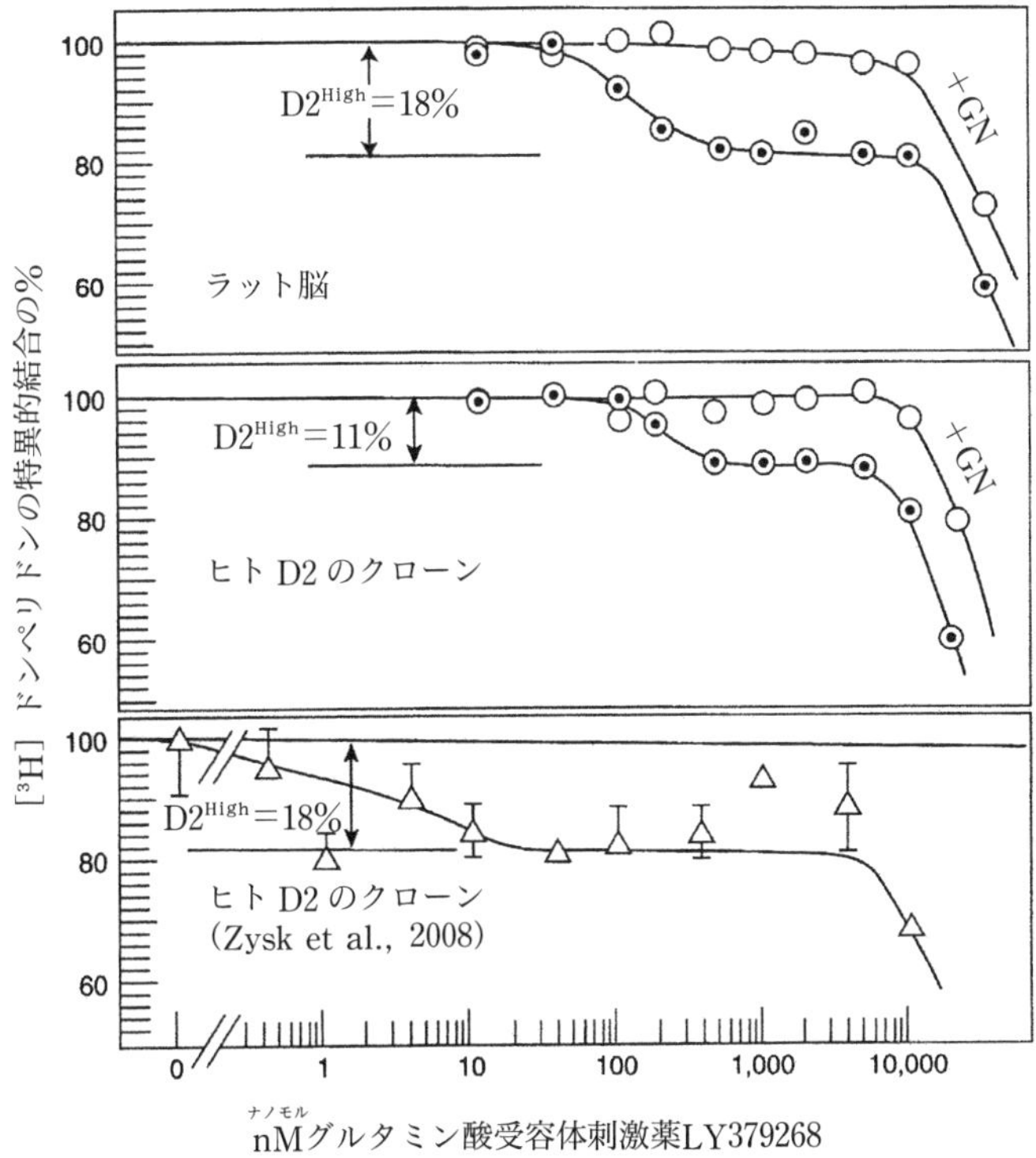

グルタミン酸受容体刺激薬の LY 379268 はラット（上図）のドーパミン D2High 受容体への放射性ドンペリドン結合を 18 %抑制し，クローン化 D2 受容体（中図）への放射性ドンペリドン結合を 11 %抑制する (Seeman et al., 2008)[166]。
同一の条件を用いて，ジスクら[200]もまた，この薬物がクローン化 D2 受容体への放射性ドンペリドン結合を 18 %抑制することを示している（下図)。グアニン・ヌクレオチド (GN) を添加すると，D2High は D2Low 受容体へと転換する。D2High の 18 %という値はすべての対照ラットやマウスの線条体で見いだされる値と合致する。(フィリップ・シーマン描く)

再グラフ化すると実際は同一であると、反論したのだった。

とりわけ、トロント研究室とアストラ・ゼネカ研究室の結果は同一であるように見える。この図は、ＬＹ３７９２６８がトロント研究室では[200]$[^3H]$ドンペリドン結合を一八%ないし一一%阻害し、そしてジスク(Zysk)らのアストラ・ゼネカ研究室のクローン化D2Longを一八%阻害することを示している。この一一から一八%の阻害レベルはD2Highに相当するのである。D2High受容体への阻害作用はグアニン・ヌクレオチド*（ＧＮ）により消失するので、真のＧタンパク質関連受容体への作用であることを示している。ジスクら[200]はグアニン・ヌクレオチドの効果を調べていない。

フェル(Fell)ら[34]はＬＹグルタミン酸刺激薬によってＤ２受容体が占有されることを示さなかったが、彼らは放射性ラクロプリドをＤ２リガンドとして使用しているので、この否定的な結果は予期できるものであった。前に述べたように、$[^3H]$ラクロプリドはD2High受容体には容易に結合しないのである。

さらに、ジスクらによるＬＹグルタミン酸刺激薬ＬＹ３７９２６８についてのデータはシーマン研究室のデータと同じであることに加えて、新し

＊グアニン・ヌクレオチド
GTPのこと。D_2ドーパミン受容体は、GTP結合タンパク質に関連する受容体である。GTP結合タンパク質関連受容体は、例えば、アデニル酸シクラーゼと関連して、細胞内のセカンド・メッセンジャーであるサイクリックAMPを増減させ、細胞内の機能を変化させていく。D_2受容体はサイクリックAMPを減少させる方向に作用する。

GTP結合タンパク質関連の受容体の特徴は、実験条件の相違によって、作動薬に対して高親和性と低親和性の状態をとることである。GTPという物質を試験管内に大量に加えると、GTP結合タンパク質にGTPが結合し、受容体は作動薬高親和性状態が作動薬低親和性状態に転換し

い論文[130]はこの薬剤がD3受容体にも高親和性を持つことを示した。事実、シーマンとグアン(Guan)[130]は、LY379268はドーパミンD2High受容体を刺激し、ドーパミンD3受容体を遮断することを示したのだった。この両方の効果が、新しいリリー社製の薬剤の明白な抗精神病効果を説明するものかもしれない。

それゆえ、これらのリリー社製グルタミン酸薬は、グルタミン酸受容体を刺激する一方で、ドーパミン受容体にも影響しているのである。つまり、新しいLYグルタミン酸薬剤のドーパミン受容体への親和性は、抗精神病薬がドーパミン神経伝達に影響しているとの一般原則に一致するのである。別の言葉で言えば、ライナス・ポーリングが「明白な例外によって、よき規則を損なわせてはならない」と有名な言葉を述べたとき、彼の直感は正しかったのである。

D2における解離定数と抗精神病薬の一日臨床投与量との間のよく知られた相関を用いると、これらのグルタミン酸刺激薬のD2受容体への解離定数からは臨床用量を八〇〜一〇〇ミリグラム／日であると予測されるが、この量はパチルら[97]が臨床試験で使用し、効果があったと認めた量である。

てしまい、作動薬高親和性の状態が消失する所見が得られる。逆に言えば、GTPによって調節を受ける受容体は、GTP結合タンパク質と関連する受容体なのである。

すべてをまとめてみると、リリー社のグルタミン酸刺激薬は試験管内でも、生体内でも、組織培養においてもドーパミン受容体に対して明確な親和性があるのである。確かに、この種のグルタミン酸刺激薬の特徴を明らかにしていくと、グルタミン酸受容体とドーパミン受容体の両方への親和性が存在する。最終の生体での臨床作用はこの二つの系への作用が、同等か同等でないかはともかく、関与しているのであろう。

ドーパミンとグルタミン酸神経経路に加えて、統合失調症におけるセロトニン神経系の役割が広範に分析されている[88]。この考えは、多くの（しかしすべてではない）新規抗精神病薬（*リスペリドン、*パリペリドン、*ジプラシドン、*クエチアピン）がドーパミンD2受容体を遮断するのみならず、セロトニン2A受容体に強い親和性を有しているという事実によって支持されている。

しかし、セロトニン受容体には全く親和性がなく、D2遮断作用のみを有するいくつかの抗精神病薬（*レモキシプリド、*アミスルプリド）が存在する。

さらに、事実上すべての抗精神病薬は、その治療用量でヒト脳のドーパ

***リスペリドン、パリペリドン、ジプラシドン、クエチアピン**　いずれも非定型抗精神病薬である。ドーパミン受容体に加えて、それ以上にセロトニン受容体への親和性も強く、セロトニン・ドーパミン拮抗薬と呼ばれる。

***レモキシプリド、アミスルプリド**　いずれも、ベンザミド系に属する非定型抗精神病薬。ベンザミド系薬物はD2ドーパミン受容体のみに結合し、セロトニンなど他の受容体には結合しない。レモキシプリドは再生不良性貧血という重大な副作用を起こす恐れがあり、現在、使用されていないが、アミスルプリドは欧州を中心に臨床使用されている。

ミンD2受容体を約六〇%から八〇%占有していることが見いだされている。

一つの独特のタイプの抗精神病薬はアリピプラゾール*であり、これはD2受容体刺激薬であり、D2受容体上で内在性のドーパミンと競合しあう。アリピプラゾールはD2刺激薬であり、D2受容体を九〇%も占有する点において独特である。このような高値は多分、薬物とD2受容体が結合しあい、神経細胞内に進入するためであろう。

六〇〜八〇%占有原則はどのようなD2遮断性抗精神病薬にも、セロトニン受容体遮断作用があろうがあるまいが適用されるのである。それゆえ、精神病全般、とりわけ統合失調症におけるセロトニンの役割はいまだに明確ではない。にもかかわらず、いくつかの抗精神病薬の付加的なセロトニン遮断作用は、D2受容体過剰遮断に伴ってしばしば生じるパーキンソン症状を抑えるのに役立っている可能性はある。

ドーパミン神経伝達とそして多分、グルタミン酸とセロトニン神経伝達に作用することに加えて、将来の抗精神病薬はいまだに未知の神経経路を標的とする必要があるのかもしれない。

*アリピプラゾール　巻末の注参照。

抗精神病薬／ドーパミンD2受容体の発見は抗精神病薬作用の標的を正確に位置づけたが、次の一般的質問は「どの脳領域が、異常に活動しているD2受容体を有しているのか?」ということである。

第25章 精神病の発火

脳は百兆から千兆ものシナプス結合を伴った数十億の神経細胞からなる無限の世界であり、IBMのディープ・ブルー（Deep Blue：チェス用スーパーコンピューター）を含むいかなるコンピューターの結合数をもたやすく小さなものに見せてしまう。脳神経細胞はさまざまなグループや領域に集合し、各領域はさまざまなタイプや形の神経細胞を含んでいる。その中には錐体細胞*、短い介在神経細胞*、星状細胞*、そして脳内のさまざまに隔たった場所や脊髄にまで伸びる軸索を持った神経細胞などがある。これらのさまざまな脳領域の多くがD2受容体を有している。精神病においてはどの脳領域が過剰活動のD2受容体を持っているのだろうか？　精神病

*錐体細胞　大脳内にあるピラミッド型の形をした神経細胞のこと。

*介在神経細胞　一つの神経細胞と他の神経細胞との間にあって、その間の情報伝達を仲介する軸索の短い神経細胞のこと。

*星状細胞　中枢神経系内には情報伝達に大きく関与する神経細胞（neuron）以外に、神経細胞の機能を支えるグリア細胞がある。星状細胞はグリア細胞の一種。

においてはどの領域が低活動のD2受容体を有しているのだろうか?

別の言葉で言えば、抗精神病薬は過活動のD2受容体を遮断することによって精神病症状を改善するのだが(あるいは、異常に低活動のD2受容体さえも遮断することによって)、しかし、脳内のどこにこれらの受容体があるのだろうか? つまり、抗精神病薬は防火服のように過活動のD2受容体の火や煙をさえぎっているのだが、しかし、火事はいったい、どこなのだろうか?

火事は連合思考に責任がある(口絵を参照)尾状核*の小区域内にあるのだろうか? D2受容体数は尾状核とそれに近接する被殻*において最も多いのだが、これらの受容体が精神病において影響されているのかもしれないし、影響されていないのかもしれない。精神病発火は大脳皮質内のD2受容体において生じているのだろうか? 大脳皮質は多分思考が生じている部位である。大脳皮質ではD2受容体の密度は低く、尾状核や被殻の約一〇%程度である。事実、D2受容体は尾状核や被殻で極めて多いので、これら二つの領域のD2受容体は大脳皮質のそれよりも容易に測定しうるのである。D2レベルの低い脳領域内のD2受容体は測定することがもっ

***尾状核、被殻**　ともに大脳の奥深くにある神経細胞の集団である大脳基底核と呼ばれる一部。線条体ともいう。錐体外路系に属し、運動機能を不随意的に(ヒトの意思とは関係なく)調節している。

とむずかしい。なぜなら、その測定には極めて脂溶性が高い標識物を必要とし、この標識物を血流からそのような脳領域に届けるのに数十分から数時間という多くの時間を要するからである。

統合失調症脳内で発火している可能性のあるドーパミン領域を探索するために、ドーパミンD1とD2の両受容体が測定された。次図にあるように、これらの測定を受けたほとんどすべての統合失調症患者は以前に抗精神病薬投与を受けていない。さらに加えて、測定は全般に精神病症状の最初のエピソードの時に行われている。

これらの所見の全般的まとめは次図に示されている。D2受容体は前頭皮質と線条体で一〇%から三〇%増加しているが（図の文献1）、大脳中心皮質（帯状回*）、右視床中心核、中脳では一二～三〇%減少していた（図の文献2）。

さらに加えて、未投薬の統合失調症患者では前頭皮質、帯状回、側頭皮質、線条体でドーパミンD1受容体濃度が全般的に減少していた（図の文献3）。前に述べたように、D1受容体はD2受容体を抑制するので、D1の減少はD2の過剰活動に貢献しているのかもしれない。

＊**帯状回**　大脳辺縁系に属する。大脳辺縁系は大脳皮質と比べて、発生的に古く、感情や本能と関係する。

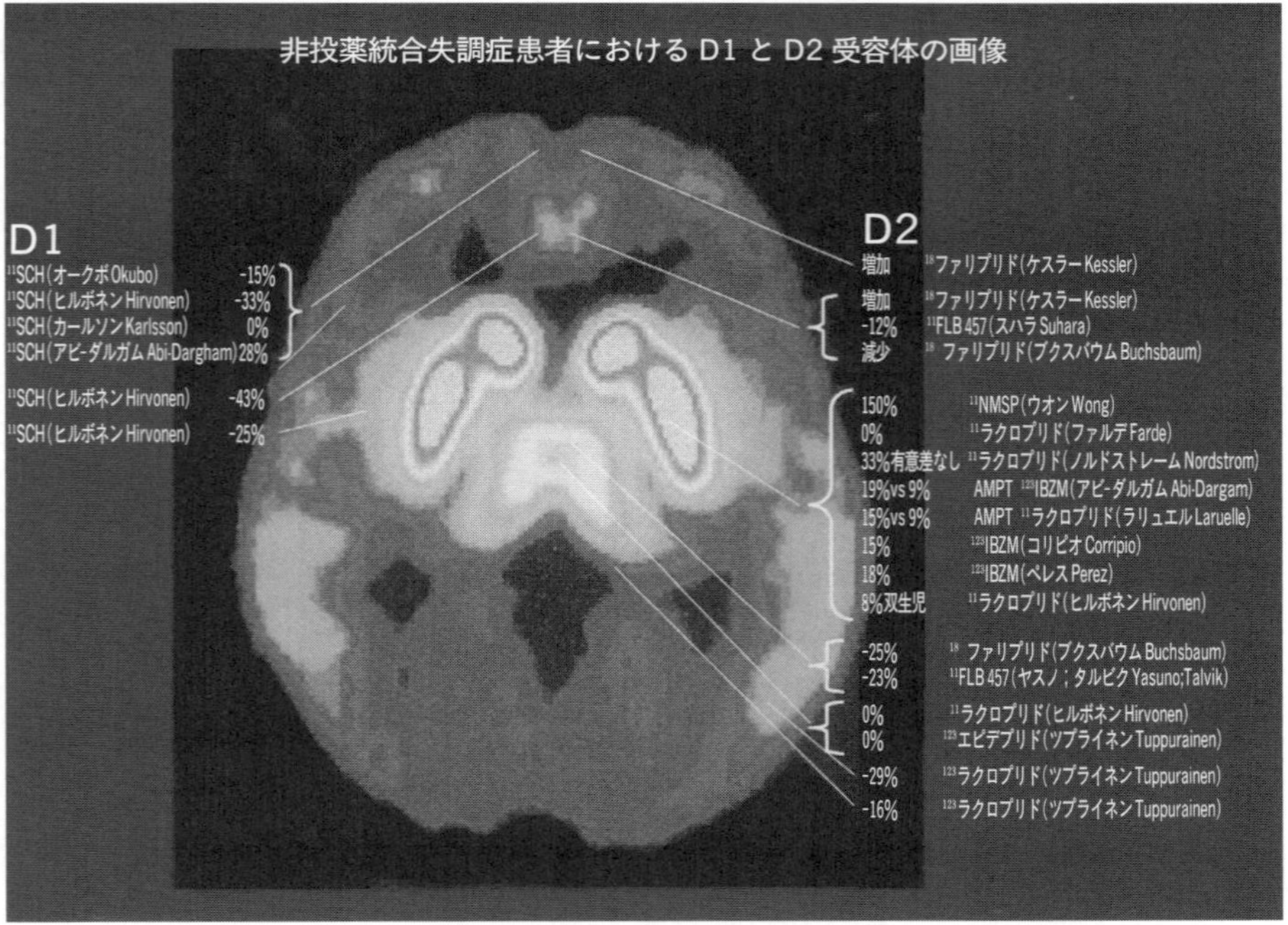
非投薬統合失調症患者における D1 と D2 受容体の画像
D1
11SCH(オークボ Okubo) -15%
11SCH(ヒルボネン Hirvonen) -33%
11SCH(カールソン Karlsson) 0%
11SCH(アビ-ダルガム Abi-Dargham) 28%
11SCH(ヒルボネン Hirvonen) -43%
11SCH(ヒルボネン Hirvonen) -25%
D2
増加 18ファリプリド(ケスラー Kessler)
増加 18ファリプリド(ケスラー Kessler)
-12% 11FLB 457(スハラ Suhara)
減少 18 ファリプリド(ブクスバウム Buchsbaum)
150% 11NMSP(ウオン Wong)
0% 11ラクロプリド(ファルデ Farde)
33%有意差なし 11ラクロプリド(ノルドストレーム Nordstrom)
19%vs 9% AMPT 123IBZM(アビ-ダルガム Abi-Dargam)
15%vs 9% AMPT 11ラクロプリド(ラリュエル Laruelle)
15% 123IBZM(コリピオ Corripio)
18% 123IBZM(ペレス Perez)
8%双生児 11ラクロプリド(ヒルボネン Hirvonen)
-25% 18 ファリプリド(ブクスバウム Buchsbaum)
-23% 11FLB 457(ヤスノ;タルビク Yasuno;Talvik)
0% 11ラクロプリド(ヒルボネン Hirvonen)
0% 123エピデプリド(ツプライネン Tuppurainen)
-29% 123ラクロプリド(ツプライネン Tuppurainen)
-16% 123ラクロプリド(ツプライネン Tuppurainen)

統合失調症脳におけるドーパミン受容体の変化

被験者は抗精神病薬によって治療されていない（ケスラーの患者たちは投薬が中断されている）。D2は前頭皮質と尾状核/被殻で増加しているが，帯状回，視床，側頭皮質，黒質では減少している。D1受容体は全般的に減少している。18，11，123という上付きの数字はFluorine（フッ素）-18，Carbon（炭素）-11，Iodine（ヨウ素）-123を示す。^{11}Cと^{18}Fは陽電子を放出するPET用核種であり，^{123}Iはガンマ線を放出するSPECT用核種である。

（背景画像はOkubo et al., 1999[95]より許可を得て改変；P. Seeman, Dopamine Receptors and Schizophrenia, Scholarpedia[119]から許可を得て掲載）（文献は文中に記す）

1）Kessler et al., 2006[69)]；Wong et al., 1997[193)]；Farde et al., 1990[32)]；Talvik et al., 2003[184)]；Nordström et al., 1995[94)]；Abi-Dargham et al., 2004[2)]；Laruelle et al., 2005[76)]；Corripio et al., 2006[22)]；Perez et al., 2003[98)]；Hirvonen et al., 2005[50)]

2）Suhara et al., 2002[178)]；Buchsbaum et al., 2006[14)]；Yasuno et al., 2004[196)]；Tuppurainen et al., 2003, 2006[186)].

3）Hirvonen et al., 2006[51)]；Karlsson et al., 2002[63)]；Abi-Dargham, 2003[1)].

ケスラー（Kessler）らの研究[69]は、右側頭葉皮質のD2受容体量と妄想との間の関連を示している。また幻覚と左線条体底部のD2受容体レベルとの間の関連も存在していた。このように、妄想と奇異な行動は側頭葉皮質のD2レベルと関連しているようである。D2受容体量が変化しているこのような脳領域が、それゆえ、精神病発火の領域の存在を示しているのかもしれない。

同様に重要なこととして、精神病症状の改善は線条体での抗精神病薬によって占有されるD2受容体数と関連していることが見いだされており、脳のそれ以外の部位ではない。

それに加え、次の質問もある。「分子のレベルでの発火はどこにあるのか？」ドーパミン過感受性を引き起こし、D2High状態を増加させ、精神病症状を引き起こすようなD2受容体タンパク質内部における特別な領域はあるのだろうか？

事実、D2受容体タンパク質の中心部分は、変異した遺伝子または精神病に関連すると考えられる状況から生じるタンパク質によって影響されやすいのかもしれない。もしこの推測が正しければ、D2受容体タンパク質の中心領域を標的とするペプチド*によって統合失調症を治療する全く新しい可能性への道が開かれるのである。

現在、例えば、D1受容体の刺激がD2受容体へ作用することによって、ラットのドーパミン過感受性行動を逆転させ、D2High受容体の量を正常化させることが可能である。それに加えて、D2受容体に結合し、その機能を変化させる多くのドーパミン受容体相互作用タンパク質（DRIPs）が存在する。先ほど述べたペプチドもDRIPsのカテゴリーに属しており、D2受容体機能にもっと特異的に影響するかもしれない。

将来の研究は、精神病状態とさらに密接に関連しているD2High受容体量をいつか調べることになるであろう。しかし、PETによるヒト脳内のD2High受容体測定には、いくつかの障害が存在する。例えば、D2High受容体に選択性のある放射性化合物が必要であろう。このような放射性化合物が、神経細胞表面の外側からD2受容体の高親和性状態を標識できるかどうかについてはなおも議論が存在する。さらに、高親和性状態は秒の単位、おそらくは長くても三十秒程度しか存在しないのである。

しかし、これらの困難な疑問は、さらにこのような問題に打ち勝つため

＊**ペプチド**　アミノ酸が多数、鎖状に連結した高分子がタンパク質であるが、ペプチドはタンパク質よりも短い、五〇個以下のアミノ酸から成る化合物のことである。

の方法を計画し思考するようにと科学者たちを激励するのである。

第26章 D2受容体発見の衝撃

ドーパミンD2受容体の発見はどのような価値があるのだろうか？　どのように重大な影響があったのだろうか？

抗精神病薬／D2受容体発見の最初の主な実際的な結果は、新しい可能性のある抗精神病薬をスクリーニング（ふるいにかける）するための簡単な手段を提供したことであった。製薬企業は常に脳内の非ドーパミン経路に作用する新薬を見つけ出そうと努力しているが、そのような新しい経路は、いまだに見いだされていない。前の章で述べたように、新しいグルタミン酸受容体刺激薬でさえもドーパミンD2High受容体とドーパミンD3受容体に有意な親和性を有しているのである。

事実、新しい抗精神病薬を見いだすために、D2標的を避けることは困難であった。例えば、D2以外の次のような標的は統合失調症の症状改善には有効ではなかったのである。

1 SCH23390によるドーパミンD1受容体とD5受容体の遮断
2 BP897によるドーパミンD3受容体の遮断
3 ファナンセリンやソネピプラゾールによるドーパミンD4受容体の遮断
4 リモナバンによるマリファナないしCB1*受容体の遮断
5 SR142801あるいはオサネタントによるニューロキニン*3受容体の遮断
6 SR48692によるニューロテンシン*ないしNTS1受容体の遮断
7 MDL100907、SR46349Bによるセロトニン2A、2C受容体の遮断
8 CX516によるアンパカイン*受容体への作用

＊**CB1受容体**　マリファナの成分であるカンナビノイドの受容体の一種で脳内に存在する。

＊**ニューロキニン**　ペプチド系の伝達物質で、痛みの伝達、催吐、炎症反応の促進などさまざまな生理作用を持つ。

＊**ニューロテンシン**　ペプチド系の伝達物質で、ドーパミンと相互作用することが報告されている。

＊**アンパカイン**　グルタミン酸受容体の一種であるAMPA受容体に作用し、記憶亢進効果があるといわれる薬物。

9　シグマ受容体*

試験管内におけるＤ２受容体発見の主要な二番目の結果は、抗精神病薬服薬中の生きたヒト脳内のＤ２受容体の占有測定というファルデら(31)による早くからの開発であった。この脳画像法によって、抗精神病薬によってＤ２受容体が六〇％から八〇％塞がれていれば、精神病をコントロールするのに十分な治療効果を得られることを示したのである。

三番目の大きな影響は生体の統合失調症脳内のさまざまな領域で、Ｄ２受容体が増加しているか、減少しているかを測定することであった。ケスラーたちの研究は、脳内のさまざまな領域におけるＤ２受容体量と、妄想や幻覚の程度との間に重要な関連があることを示した。

四番目に、ＰＥＴによるヒト脳内のＤ２受容体の標識研究によって、嗜癖薬、喫煙、賭博、愛、性的活動が、被殻や尾状核内のドーパミン放出量に及ぼす影響を測定することを可能にしたことである。脳内で放出されたドーパミンはＤ２に結合した[11C]ラクロプリドのような放射性化合物に置換するので、生体の脳内でのドーパミン放出の程度を測定できるのである。

＊シグマ受容体　未だに生理機能不明の受容体。さまざまな薬物が不規則に結合する。一時、この受容体が統合失調症や抗精神病薬の作用機序と関連があるとされたが、今は否定されている。

この原理はすでに一九八九年に見いだされている。[154]

五番目に、D2受容体発見はその高親和性状態であるD2Highを確認することを導いたが、D2Highは人における精神病と関連するすべての動物モデルの線条体内で増加していることが見いだされた。D2High受容体が生きたヒト（健常者や病人の）脳内で標識され、測定されうるかはまだ解決されない問題として残っている。D2High受容体増加は精神病症状発症前、臨床状態悪化前にも起こっているのかもしれない。

最後に、D2受容体過活動という非論理的思考の原因の解明は正常思考や論理の神経基盤に光を照らすことになるのだろうか？　この質問にはまた別の本が必要となる。

謝辞

統合失調症と抗精神病薬に関する研究において、シーマン研究室は次に記す多くの寛大な個人や家族から資金援助を受けた。

Eba Avomavicius, Toronto
Leon Adomavicius, Toronto
Dr. Margaret E. Bickle, Niagara Falls, Ontario
Janet Marsh Frosst, Toronto
Philip B. Jackson, Toronto
Diana Jackson, Toronto
The late William Jefferies, Mississauga
Dorothy Jefferies, Mississauga
The late Dr. Karolina Jus, Toronto
Constance E. Lieber, New York, N.Y.
Stephen Lieber, New York, N.Y.
The late Aubrey Medland, Toronto
David Medland, Toronto

Panela and Desmond O'Rorke, Toronto
Bob Peterson, Florida, U.S.A
Lee Peterson, Florida, U.S.A
Judith Rockert, Toronto, & Arizona, U.S.A
Dr. M. Stuparyk, Scarborough, Ontario
Dr. E. Fuller Torrey, Bethesda, MD
Shirley Warner, Toronto

私たちは特に助けとなった次に記す多くの人々に感謝する。

Adelsteinn D. Brown
Susan R. George
Dmitri Grigoriadis
Hong-Chang Guan
Françoise Ko
Keith Jarvie
Tyrone Lee
Steve List
Bertha Kalifon Madras
Pavel Muller
Diane Nam
Patrick Luciani
Chaim Niznik
Bob Seeman
Linda Staats
Joseph Tedesco
Carla Ulpian
Hubert Van Tol
James Wells
Margaret Chau-Wong
Keith Wreggett

注

◆まえがき

xiii頁＊**論文の伝達**　合衆国科学アカデミー会員は、合衆国科学アカデミー紀要誌（ＰＮＡＳ）への投稿に際して、自らの論文を優先的に寄稿（contribute）する権限を有しており、さらに非会員の論文についても好意的に取り扱われるように推薦できる権限をも有していた。後者を論文の伝達（communicate）と呼んでいる。一九七五年のＰＮＡＳに掲載されたシーマンの論文は、当時の会員のベスト博士によって推薦されたわけである。しかし、この合衆国科学アカデミー会員のＰＮＡＳ誌への推薦権は不公平を生むとして、最近廃止されたようである。

xv頁＊**統合失調症を作る母親**　精神分析家のフロム-ライヒマン（F. Fromm-Reichmann）が作った言葉。彼女は、統合失調症は、母親の子供への愛情の乏しさや拒絶的態度が原因となって発症するとの統合失調症の心因論を提唱した。このような心因論は、統合失調症の生物学的病態が明確になった現在では否定されている。

◆第1章

I頁＊**相対性理論**　物理学者アインシュタインの提唱した物理理論。特殊相対性理論と一般相対性理論がある。特殊相対性理論はニュートン力学と電磁気学を統合し、主に高速度・高エネルギーで動く物質における物理を記述する。この理論からは、我々の住む世界は、三次元空間にもう一つの時間軸が加わった四次元の時空連続体であることが示唆される。一般相対性理論は重力に関わり、宇宙的なスケールの現象における物理を記述する。一般相対性理論によれば、時空はそれ自身が歪み、変形しており、この時空の歪み自身が重力である。

4頁＊**ドナルド・ヘッブ**　カナダの有名な心理学者。学習（記憶）の基礎現象に関わる理論として、有名なヘッブの法則を提唱した。しかし、シーマンの記述によれば彼は、講義は上手ではなかったようである。ヘッブの法則によれば、神経細胞（ニューロン）と神経細胞の間のつなぎ目のシナプス（後述）という場所に、長期的な変化が起こって、神経細胞相互間の情報伝達の効率が変化することが学習（記憶）の成立する仕組みであるとするものである。

すなわち、シナプス前神経細胞が繰り返し発火（興奮）することに応じて、シナプス後神経細胞にも発火（興奮）が起こる状態では、両神経細胞間のシナプス結合が強化され、伝達効率が増強する。このようにして、絶えず使用している神経経路が強化されて記憶が固定していくと考えるものである。他方、シナプスでの伝達が長期間、行われないでいると、伝達効率は低下していく。このようにシナプスの活動状態によってシナプスの伝達効率が変化することをシナプス可塑《かそ》性という。このようなシナプス可塑性が記憶（学習）の獲得や消去に重要な役割を演じているとされる。近年、このヘッブの法則の生理学的背景には長期増強（後述）が関与しているとの説が有力である。

＊**シナプス**　ある一つの神経細胞と、それに隣接する他の神経細胞とは直接、結合してはおらず、微小な隙間によって隔てられている。その部位をシナプス（ギリシャ語で、継ぎ目を意味する）と呼ぶ。シグナルを伝える方の神経細胞をシナプス前細胞、伝えられる側の神経細胞をシナプス後細胞という。このシナプス間隙《かんげき》における情報伝達を行う方法は化学物質を用いる場合と、電気的に伝える場合と二種類ある。前者を化学シナプス、後者を電気シナプスという。

化学シナプスの場合には、シナプス部分を活動電位（インパルス）は乗り越えることができない。シナプス前の神経終末には、シナプス小胞内に神経伝達物質という化学物質が貯蔵されていて、活動電位が神経終末に到達すれば、シナプス小胞がシナプス前の細胞膜と接着し、そこから伝達物質がシナプス間隙に放出される。伝達物質はシナプス後の神経細胞表面にある受容体に結合して、情報が伝達される。受容体に結合して情報伝達を終えた伝達物質は、通常、シナプス前のトランスポーター（再取り込み部位）を通って再びシナプス前神経細胞内に再吸収され、さらに小胞性トランスポーターを介してシナプス小胞内に貯えられて、次の伝達のために利用される。神経伝達物質には、さまざまな種類がある。例えば、ドーパミン、セロトニン、ノルアドレナリンなどのモノアミン系の伝達物質がある。アセチルコリンも重要な伝達物質である。その他に、グルタミン酸、ギャバ（ＧＡＢＡ）などのアミノ酸系の伝達物質がある。

電気シナプスでは、シナプス前神経細胞の活動電位で生じた電流が直接、シナプス後細胞の活動を変えることによって、シグナル伝達が行われる。

脊椎動物の神経系のシナプスは大部分が化学シナプスであるが、比較的最近になって、少数の電気シナプスの存在も発見されている。このことは本文でも述べられている。

次頁の図参照。

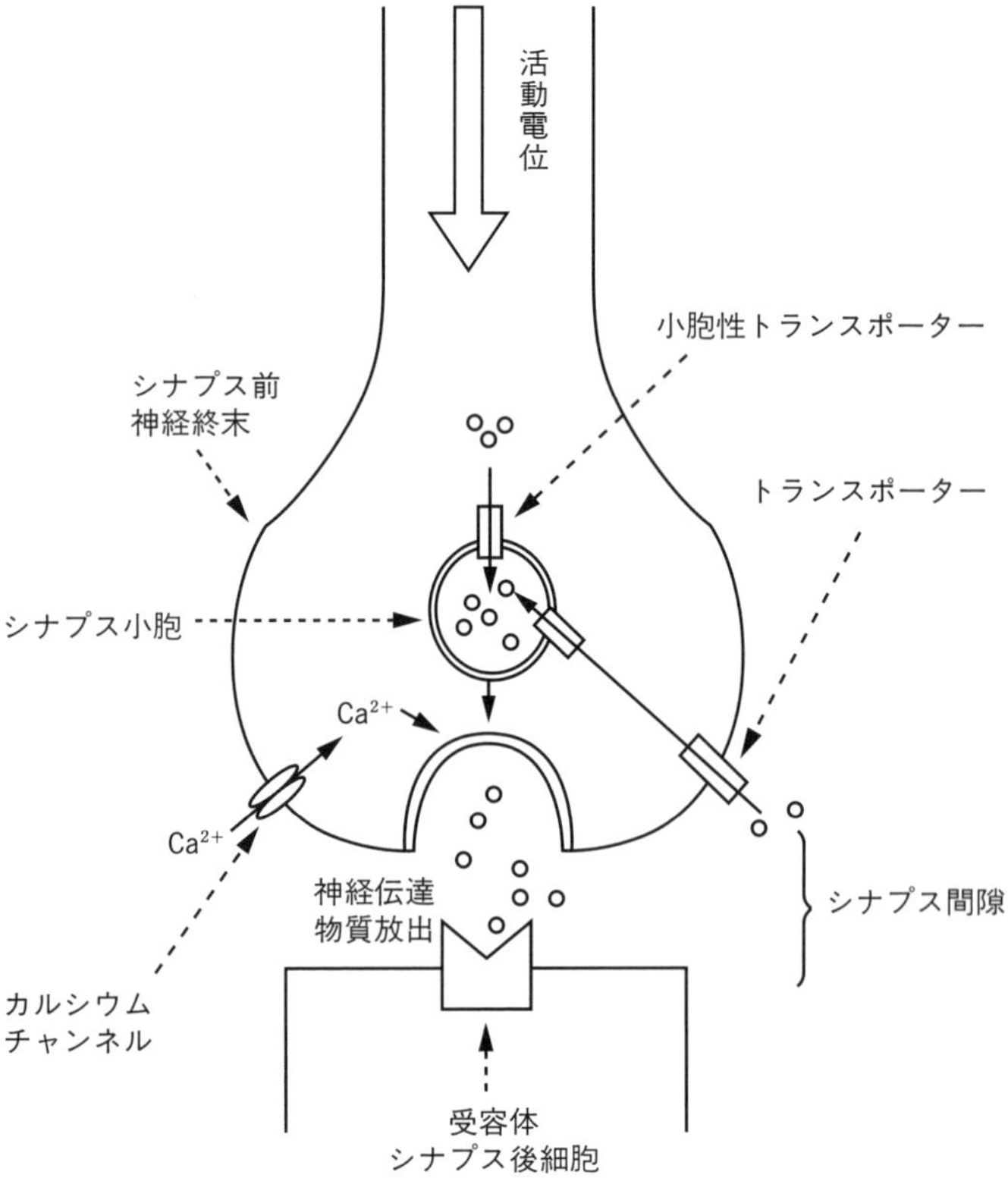
活動電位
小胞性トランスポーター
シナプス前
神経終末
トランスポーター
シナプス小胞
Ca2+
Ca2+
神経伝達
物質放出
シナプス間隙
カルシウム
チャンネル
受容体
シナプス後細胞

6頁＊NMDA受容体、AMPA受容体　NMDA受容体もAMPA受容体も共にグルタミン酸を受け取る受容体である。グルタミン酸が、その受容体に結合すると、その受容体の存在する神経細胞に興奮（発火）作用を生じる。グルタミン酸受容体にはいくつかの種類があり、NMDA受容体とAMPA受容体は、このいくつかあるグルタミン酸受容体に含まれる。AMPA受容体はナトリウムイオン・チャンネルを有しており、グルタミン酸がAMPA受容体に結合すると、ナトリウムイオン・チャンネルが開き、神経細胞外のナトリウムイオンが細胞内に流入して、神経細胞の興奮を引き起こす。多数のシナプス前線維が高頻度刺激されると、多数のAMPA受容体が活性化されるが、次いでそのことによって、NMDA受容体機能も活性化される。NMDA受容体もグルタミン酸受容体であるが、この受容体にはカルシウムイオン・チャンネルが存在し、NMDA受容体が刺激されて、カルシウムイオン・チャンネルが開くと、神経細胞外のカルシウムイオンが細胞内に流入する。カルシウムイオンはタンパク質リン酸化酵素を賦活し、タンパク質リン酸化酵素はAMPA受容体機能を増加させる。AMPA受容体とNMDA受容体がこのように協働作用を行うことによって、長期増強が引き起こされる。これが記憶（学習）の基盤になると考えられている。

◆第4章

46頁＊二重拘束　ベイトソン（G. Bateson）はコミュニケーションには言語的なものと、声の調子、表情、動作などの非言語的なものの二種類があると唱えた。彼は統合失調症の二重拘束説を提唱し、言語的メッセージと非言語的メッセージが相矛盾する形で情報伝達が行われると、そこに拘束された子供がやがて統合失調症を発症するとした。具体的には、母親が子供に「おいで」と呼び、子供が近寄ると突き放す態度を取り、子供が逃げると「おいでというのに」と叱るような状況のことである。このような状況が繰り返されると子供は自分や他人のメッセージの真の意味を理解する能力を失うようになり、発病の原因になるというのである。

＊統合失調症を作る母親　精神分析学者のフロム-ライヒマンは有名な「統合失調症を作る母親（schizo-phrenogenic mother）」との言葉を作り、統合失調症は、母親の子供への愛情の乏しさや拒絶的態度が原因となって発症すると提唱した。

現在、統合失調症は遺伝も含めた生物学的要因が大きく関与した脳の病気であると考えられており、ベイトソンやフロム-ライヒマンの唱えた、統合失調症の心因論は病気の原因としては否定されている。

46頁＊乳房の象徴としてのリンゴ　セシュエーの患者のルネは、幼小児期から父母の養育態度に起因した問題行動を生じていた。例えば、赤ん坊時代のルネは誤って薄いミルクしか与えられず、その結果、欲求不満に陥ったルネは、ミルクを飲まされるたびにむずかって泣いていた。その後もルネは父母からさまざまな心的外傷を受け続け、そのようなことが原因となって、ルネは重い統合失調症を発症する。やがて、ルネは緑のリンゴしか食べられなくなる。このリンゴは実はルネにとって乳児期に満たされることのなかった母親の乳房の象徴であった。そのことに着目したセシュエーは、「ママがルネにお乳をあげます」と言いながらリンゴを指し出したところ、それをきっかけにルネは統合失調症からの回復に向かうのである。セシュエーはこのようにして、統合失調症の患者と同一の象徴的次元でコミュニケーションを行うことにより、心理療法的に統合失調症を治癒させたとされている。

47頁＊盲検的　薬剤の臨床試験の場合に、単に治験薬を投与してその薬剤が効いたかどうかを調べるだけでは科学的ではない。治験薬とともに、他の薬剤を対照として比較する試験を行う必要がある。対照としてはプラセボ（偽薬）との比較が最もよいが、重症の患者にプラセボのみを投与することは倫理的に問題があることがあり、その場合は治験薬と同様の臨床効果を有している既存の標準薬を対照とする。さらに、患者に治験薬と対照薬とを無作為（ランダム）に割りふることと、盲検化することを行わなければならない。通常、二重盲検が行われる。二重盲検とは患者に加えて治験担当医も薬の中身を知らされていないことであり、これは治療する側の先入観が比較試験に影響することを防ぐためである。このような手順を経て、新薬自身の真に偏りのない薬効評価が可能になる。

◆第5章

61頁＊μM（マイクロモル） 化合物の溶液中の濃度を示す言葉。物質を作っている基本の粒子であって、そのものの性質を有している最小の粒子を分子という。分子はさらに、いくつかの原子が結合してできている。例えば、二酸化炭素（CO2）の一分子は炭素原子（C）一個と酸素原子（O）二個が結合したものからできている。原子や分子にも重さ（質量）がある。原子の質量はとても軽いので、通常、炭素原子（C）の質量を一二とする相対質量を使用している。水素原子の相対質量は一であり、酸素原子の相対質量は一六である。したがって、二酸化炭素（CO2）一分子の分子量は四四である。クロルプロマジンの分子量は三一九である。分子量にグラムをつけた量を一mol（モル）と定義する。二酸化炭素四四g（グラム）は二酸化炭素の一mol（モル）であり、クロルプロマジン三一九g（グラム）はクロルプロマジンの一mol（モル）である。

さらに、溶液一リットル中に、ある化合物の一molが溶け込んでいる場合、その化合物の濃度のことを一M（モル）という。このようにして、10^{-3} Mは一mM（ミリモル）の濃度であり、10^{-6} Mは一μM（マイクロモル）であり、10^{-9} Mは一nM（ナノモル）である。

一般に人が抗精神病薬などの薬物を経口摂取した場合、体内の薬物濃度は極めて低く、nM（ナノモル）レベルの濃度であることが多い。そのような低濃度の薬物にも反応する部位を探し求めたことが、シーマンが抗精神病薬受容体、すなわちD2ドーパミン受容体を発見することに導いたのである。

◆第10章

97頁＊アデニル酸シクラーゼ 神経細胞同士の間の情報を伝える神経伝達物質をファーストメッセンジャー(first messenger)という。神経伝達物質はその受容体に結合した後に、シナプス後細胞内での機能変化を引き起こす。神経細胞内部で作用する分子をセカンドメッセンジャー(second messenger)という。セカンドメッセンジャーにもいくつかの物質があるが、その一つにサイクリックＡＭＰという物質がある。ドーパミンを含むいくつかの伝達物質は受容体に結合すると、アデニル酸シクラーゼという酵素活性を賦活《ふかつ》する。賦活されたアデニル酸シクラーゼはサイクリックＡＭＰというセカンドメッセンジャーを作り出す。抗精神病薬にはこのサイクリックＡＭＰを産生するアデニル酸シクラーゼ活性を抑制するものがあり、一時、この作用が臨床的抗精神病効果と関連すると提唱されたことがあった。その後の研究で次のようなことが明らかにされた。ドーパミン受容体は大別すると二種類ある。一つはＤ１ドーパミン受容体であり、もう一つはＤ２ドーパミン受容体である。ドーパミンがＤ１ドーパミン受容体に結合すると、アデニル酸シクラーゼという酵素活性が賦活され、細胞内のサイクリックＡＭＰが増加する。他方、ドーパミンがＤ２ドーパミン受容体に結合すると、むしろ細胞内のサイクリックＡＭＰが減少するのである。一部の抗精神病薬にはＤ１ドーパミン受容体遮断作用があるものの、大多数の抗精神病薬のＤ１ドーパミン受容体遮断作用は弱い。これに対し、ほぼすべての抗精神病薬はＤ２ドーパミン受容体遮断作用を持っている。つまり、抗精神病薬の臨床効果はＤ１ドーパミン受容体遮断作用ではなく、シーマンが発見したＤ２ドーパミン受容体への作用と関連するのである。

100頁**＊放射-受容体実験**　原子の核は陽子と中性子から成っており、陽子の数が原子の種類を決めている。同じ原子（陽子の数が同じ）であるが、中性子の数が異なる核種の関係を同位体（アイソトープ）という。同位体の中には不安定なものがあり、時間経過とともに、放射性崩壊を起こして放射線を発するものがあり、これを放射性同位体（ラジオアイソトープ）と呼ぶ。放射性同位体の例として三重水素（トリチウム、^{3}H）、炭素14（^{14}C）などがある。放射性物質はごく微量であっても確実に検出、定量することができるので、多くの応用が可能である。受容体量は極めて微量なので、受容体測定にもこの放射性同位体が使用される。

まず、放射性同位体（ラジオアイソトープ）を薬剤や伝達物質に化学的に結合させる。これを薬剤や伝達物質を放射性同位体（ラジオアイソトープ）で標識するという言い方をする。また、そのようにして作成されたものを放射性リガンドという。次いで、受容体の存在する生体膜と、放射性同位体で標識された薬物（放射性リガンド）を緩衝液の中で混ぜて、一定時間、放置した後、生体膜を取り出してその放射活性を測定器で計測する。もしも放射性同位体で標識された薬物（放射性リガンド）が、膜上の受容体に親和性があり、結合すれば、そこから高い測定値が得られる。このようにして、容易に薬剤の結合する受容体を定量的に測定することができる。

◆第11章

116頁 ＊ドーパミンに対して高親和性を示す状態と、低親和性を示す状態　ドーパミン受容体は当然のことながら、伝達物質ドーパミンに対して強い親和性（ドーパミンにくっつきやすいという性質）をもって結合する。しかし、状況によってドーパミンに極めてくっつきやすい状態（高親和性の状態）となることもあれば、ドーパミンへのくっつき方が比較的弱い状態（低親和性の状態）となることもある。シーマンは、このドーパミン受容体がドーパミンに極めてくっつきやすい状態、すなわち高親和性の状態になりやすくなることが精神病発症に関連していると主張している。つまり、高親和性の状態の受容体は伝達物質ドーパミンに感受性が高いので、ドーパミンの機能が過剰状態となりやすくなり、それが精神病症状の悪化と関連すると考えるのである。

放射性ドーパミンを標識リガンドとして結合実験を行うと、ドーパミンに極めてくっつきやすい状態（高親和性の状態）だけに結合してくる。しかし、放射性ドーパミンは、ドーパミンへのくっつき方が弱い状態（低親和性の状態）のドーパミン受容体には、当然のことながら結合しない。

これに対し、ハロペリドールのようなドーパミン受容体の拮抗薬は、伝達物質ドーパミンへの親和性とは関係なく、ドーパミン受容体全体にいつも同一の強い親和性（くっつきやすさ）をもって結合する。

◆第12章

120頁＊ＰＥＴ　陽電子放出断層撮影のこと。

画像診断法の一種。電子はプラスに荷電した陽電子とマイナスに荷電した陰電子があるが、通常の電子は陰電子であり、陽電子は存在しない。陽電子を放出する放射性同位体（^{11}Cなど）を、特定の物質に結合させて、標識リガンドを作成する。その放射性リガンドを人体に静脈注射する。放射性リガンドからは陽電子が放出されるが、陽電子は近傍の原子の陰電子と衝突して消滅し、その際、二方向にγ（ガンマ）線（電磁波）を放射する。そのγ線をスキャンすると人体内の放射性リガンドの分布を画像化することができる。Ｄ２受容体に結合する微量の薬物に、陽電子を放出する放射性同位体を結合させて作成した放射性リガンドを使用すれば、生きているヒト脳内のＤ２ドーパミン受容体を画像化して見ることが可能になる。

◆第16章

146頁＊クローン　遺伝子をＤＮＡとして取り出すこと。ドーパミン受容体はタンパク質である。タンパク質は一定の順番で多くのアミノ酸が鎖状につながって構成された高分子である。量の多いタンパク質はそれを単離して、通常の化学的手技でアミノ酸配列を調べてその構造を決定することも可能であった。しかし、神経伝達物質の受容体は極めて微量であるため、そのようなことが不可能であった。身体を構成するさまざまなタンパク質は、遺伝物質ＤＮＡによってそのアミノ酸の配列が決定されている。ＤＮＡも核酸（ヌクレオチド）という化合物が長く鎖状に連結した高分子である。一つの核酸には、アデニン、チミン、シトシン、グアニンという四種類の塩基の中の一つが含まれている。この四種類の塩基（アデニン、チミン、シトシン、グアニン）の配列が、タンパク質のアミノ酸の配列を指令（コード）している。三個の塩基配列が一個のアミノ酸を決めている。そこで、あるタンパク質の構造を調べるためには、そのタンパク質の遺伝子を見つけ出し、そのDNAの塩基配列を調べればよい。そのように遺伝子をDNAとして取り出すことをクローニングという。ドーパミン受容体もその形成を指令する遺伝子が存在することが予想されていた。

◆第18章

157頁 **＊クロザピン**　非定型抗精神病薬の原型。錐体外路性副作用を生じないという特徴がある。また他の抗精神病薬が奏効しない治療抵抗性統合失調症にも有効なことがあるという。時に白血球減少を副作用として生じるため、我が国では最近まで使用できなかったが、最近ようやく、副作用管理を厳重に行うことを条件として、治療抵抗性統合失調症患者への使用が可能になっている。クロザピンはD２受容体への親和性が比較的弱い反面、セロトニンなど他のさまざまな受容体への親和性を有している。クロザピンの特徴的な薬理作用については、セロトニン受容体遮断を重要視するものから、シーマンのようにD２受容体から解離しやすいことが重要であるとする説までさまざまであり、まだ完全に解明されたとは言えない。

◆第19章

169頁 **＊スプライシング**　真核生物（多細胞生物）のDNA遺伝子は、遺伝情報として意味のある部分（エキソン）が、意味のない部分（イントロン）によって分断された構造になっている。DNA情報がメッセンジャーRNAに転写されるときには、このイントロン部分も含まれてくる。この余分なイントロン部分を切り取って除去し、意味のあるエキソン部分のみをつなげたメッセンジャーRNAにすることをスプライシングという。スプライシングを受けないと、正確なタンパク質合成が行われない。D２受容体遺伝子は一種類であるが、スプライシングによって、そのタンパク質の長さの異なる三種類のD2受容体タンパク質（D2Short、D2Long、D2Longer）が合成される。

◆第21章

184頁＊放射性ドンペリドン　ドンペリドンはナウゼリンという商品名で使用されている制吐剤である。脳延髄の第四脳室底に、化学受容器引きがね帯という場所が有り、そこにはドーパミンD2受容体が存在する。そこにドーパミン刺激が加わると、嘔吐が引き起こされる。ドンペリドンは、化学受容器引きがね帯のドーパミンD2受容体を選択的に遮断して、吐き気を抑制する。しかし、ドンペリドンはD2受容体遮断作用を有しながらも、抗精神病作用を示さない。脳には血液・脳・関門という仕組みがあり、必要でない物質を脳内に取り込まないような仕組みが存在する。血液・脳・関門を通過しない薬物は中枢神経系に作用する力を持っていない。抗精神病薬は脂溶性があり、血液・脳・関門を容易に通過して脳内に入り込み、中枢のドーパミンD2受容体を遮断して、抗精神病効果を発揮する。ところがドンペリドンは脂溶性に乏しく、脳内に入り込まないので抗精神病作用がない。しかし、化学受容器引きがね帯は血液・脳・関門の外にあるので、ドンペリドンはこの部位のドーパミンD2受容体を遮断して、制吐作用を発揮するのである。ドンペリドンを放射性同位元素で標識した、放射性リガンドは、生体でのドーパミンD2受容体標識実験には使用できないが、脳組織をすりつぶして使用する、試験管内の結合実験ではドーパミンD2受容体を標識するよい標識リガンドとなる。

◆第22章

198頁＊PSD95（postsynaptic density 95）　シナプス前とシナプス後には特殊なタンパク質が出現してシナプスの形成と維持に関与している。PSD95はそのようなタンパク質の一種である。グルタミン酸受容体の一種のNMDA受容体は、シナプス後のPSD95という足場タンパク質によってシナプス後の場所に固定されている。PSD95

がノックアウトされると、グルタミン酸系の神経伝達異常を引き起こす。

＊代謝型グルタミン酸受容体2と3　代謝型グルタミン酸受容体2、3は、NMDA受容体やAMPA受容体（イオンチャンネル型受容体）とは異なるタイプのグルタミン酸受容体である。この代謝型グルタミン酸受容体2、3をノックアウトしたマウスは、行動的にドーパミン系薬物に対して過感受性を示す。

＊チロシン水酸化酵素　チロシンというアミノ酸はチロシン水酸化酵素によって代謝されるとドーパに変換し、ドーパはさらにドーパミンやノルアドレナリンに変換される。したがってチロシン水酸化酵素がノックアウトされると、脳内のドーパミン減少を生じる。このようなマウスは代償的にドーパミンへの過感受性を生じる。

199頁**＊小胞性モノアミン・トランスポーター**　シナプス前神経終末内のモノアミンを貯蔵するシナプス小胞に存在するトランスポーター。この部位を介してモノアミン（セロトニン、ドーパミン、ノルアドレナリン）が、小胞内に取り込まれ、そこに貯蔵される。このノックアウトマウスはドーパミンへの過感受性を示す。

＊トレースアミン　チラミン、トリプタミン、ベータ・フェニルエチルアミンなど脳内含量が極めて少ないアミン系物質をトレースアミンという。このトレースアミン1受容体ノックアウトマウスは、ドーパミン過感受性を示す。

◆第24章

221頁**＊アリピプラゾール**　アリピプラゾールは我が国で開発された非定型抗精神病薬である。他の抗精神病薬がすべて、D2受容体拮抗薬であるのに対し、アリピプラゾールはドーパミンD2受容体部分作動薬という独特な作用メカニズムを持った抗精神病薬として注目されている。

受容体に結合して生理活性を引き起こすような薬物を作動薬（agonist）といい、作動薬と受容体との結合を競合的に阻害するような薬物を拮抗薬（antagonist）という。薬物-受容体複合体が形成された後に出現する生理活性は薬物によって異なる。一〇〇％の生理活性を発揮する薬物は完全作動薬（full agonist）であり、それ以下の生理活性しか生じない薬物は部分作動薬（partial agonist）である。このような薬物の性質を固有活性（intrinsic activity）という。固有活性がゼロになると薬物は受容体に結合しても生理活性を全く生じなくなり、拮抗薬となる。アリピプラゾールのD２受容体への固有活性は二〇％程度とされており、D２受容体の部分作動薬である。

部分作動薬はその周囲に内在性ドーパミンが少ないシナプス前自己受容体では作動薬として作用し、その周囲に内在性ドーパミンが多いシナプス後受容体では拮抗薬として作用する。

自己受容体とは何であろうか？　受容体には隣接する神経細胞からの伝達物質を受け取るシナプス後受容体に加えて、自己受容体と呼ばれる受容体がある。自己受容体は自らが放出した伝達物質を受け取り、伝達物質放出が多すぎる場合には陰性フィードバックをかけて自らの伝達物質放出に抑制をかける働きを持っている。ドーパミン神経細胞の自己受容体はD２受容体である。したがってD２受容体にはシナプス後受容体として働くものと、シナプス前自己受容体として作用しているものとがある。

アリピプラゾールはシナプス前D２自己受容体を刺激してシナプス前神経終末からのドーパミン放出を抑制する一方で、シナプス後D２受容体には弱い拮抗作用を生じ、ドーパミンによる神経伝達を適度に調整する。その結果アリピプラゾールは錐体外路性副作用が少ないという非定型的性質を持っている。また下垂体前葉のD２受容体近辺も内在性ドーパミン濃度は少ないのでアリピプラゾールは下垂体D２受容体には作動薬として作用しプロラクチン放出を減少させる方向に作用する。したがってアリピプラゾールは高プロラクチン血症を生じない。

PETを使用すると、人間の脳内のD２ドーパミン受容体を画像化して見ることが可能である。抗精神病薬（D２受容体拮抗薬）を投与してその投与量を増加させていくと、脳内のD２ドーパミン受容体が徐々に抗精神病薬によって占有されていく。統合失調症患者では、D２ドーパミン受容体が六〇－七〇％程度占有されると、抗精神病効果が生じる。それ以上投与量を増加させてD２ドーパミン受容体占有を増加させ、八〇％以上占有されるとパーキンソン症状のような錐体外路性副作用を生じる。この原則は、定型抗精神病薬においても、（リスペリドンやオランザピンのような）非定型抗精神病薬においても変わりはない。しかし、クロザピンとクエチアピンは本書にも述べられているように、Ｄ２受容体から解離しやすく、Ｄ２受容体の八〇％以上の占有を長期にわたって生じにくいので、錐体外路性副作用は生じない。

アリピプラゾールの場合には、脳内Ｄ２受容体が九〇％程度占有されないと抗精神病効果が得られないが、錐体外路性副作用も生じない。

このアリピプラゾールの特性については、次のような、いくつかの説がある。

アリピプラゾールの固有活性は二〇％程度とされているので、Ｄ２ドーパミン受容体が一〇〇％占有されても、アリピプラゾールの拮抗薬としての作用は八〇％程度にとどまることとなり、その結果、錐体外路性副作用は生じなくても不思議ではない。

さらにアリピプラゾールの作動薬としての性質は、アリピプラゾール投与後のＤ２ドーパミン受容体の内在化（internalization）を引き起こし、ＰＥＴで検出されるＤ２受容体数の減少を引き起こしているのかもしれない。そのことについては、本書で言及されている。その結果、一見、アリピプラゾールによる占有率が高いように見えるのかもしれない。

またアリピプラゾールはシナプス後Ｄ２受容体に加えて、シナプス前Ｄ２自己受容体へも結合するので、そのことが、アリピプラゾールによる占有率増加と関連している可能性もある。

訳者あとがき

一九七二年に医学部を卒業後、私は精神科を専攻した。その理由はいくつかあったが、統合失調症という不可思議な病気への興味、関心があったことも精神科に進んだ動機の一つであった。

本書に述べられているように、統合失調症は数ある精神疾患の中の代表といってよい病である。その症状は幻覚、妄想など奇妙なものが多く、また人格変化をきたして社会生活の困難さを生じる深刻な病である。

しかし、その当時、病気の原因は全く不明であり、病因に関するさまざまな説が主張され、渾沌《こんとん》として五里霧中のような状況であった。当時は反精神医学や精神分析的考えも盛んであり、統合失調症については心理社会的原因を重視する見方のほうが優勢であったかもしれない。

その反面、そのころ既に、抗精神病薬が臨床に導入されており、急性期の統合失調症症状の改善には極めて有効な場合があることを自らも経験していたが、その作用機序については全く不明であった。しかし、当時の私の未熟な思考においても、薬剤の作用メカニズムがわかれば、統合失調症の原因に迫れるのではないかとの漠然とした思いがあった。

そのような状況下で、カナダのシーマン教授が、抗精神病薬の作用機序はドーパミン受容体遮断作用にあり、統合失調症の病態には脳内ドーパミン機能過剰が関係しているとの論文を続々と発表し、私もそれらを読んで、あたかも霧が晴れわたるような感慨を覚えたことは今も記憶に残っている。

やがて機会を得て、私はカナダのトロント大学に留学し、シーマン教授の研究室で、ドーパミン受容体の研究に没頭した。三年間という比較的短い期間ではあったが、研究に打ち込み、また家族と共に北米の生活を楽しんだ歳月は、今から振り返っても私の人生の中でのハイライトであった。

その後、長い年月が経過し、シーマン先生も私も年を重ねたが、本書にも記されているように、統合失調症のドーパミン説は、現在に至るも、この病気の最も説得力があり、かつ実証性のある理論であり続けている。シーマン教授の研究こそ、統合失調症は神経伝達物質の異常を伴う生物学的な脳の病気であるとする現代精神医学の共通認識へと導く大きな一歩となったのである。

ここに久しぶりに旧師との共同作業を行い、興味深い本書の作成に携わることができたことは、個人的にも感慨深いものがある。

この本が、統合失調症および抗精神病薬作用機序に関心のあるすべての人々にとって、何らかのお役に立つことができれば幸いである。

なお本書において、特に注の部分は渡辺雅幸が執筆した。

ドーパミン受容体に関する事項や、特に本書において、統合失調症の病態と関連していると強調されている「D2ドーパミン受容体の高感受性部位」についての補足的な内容については、次の文献を参照されたい。

渡辺雅幸「向精神薬の薬理・生化学的特徴と作用秩序、抗精神病薬」精神治療薬体系・上（改訂新版二〇〇一）（三浦貞則監修、上島国利・村崎光邦・八木剛平編）、四二一―一〇二頁、星和書店、東京、二〇〇一。

二〇一一年二月一八日

渡辺雅幸

追記　星和書店の桜岡さおり氏には本書の出版に関して、大変にお世話になった。ここに心からの謝意を捧げたい。

88) Van Rossum, J.M.: The significance of dopamine-receptor blockade for the mechanism of action of neuroleptic drugs. Arch. Int. Pharmacodyn. 160 (2): 492-494 (1966).

89) Van Rossum, J.M.: The significance of dopamine-receptor blockade for the action of neuroleptic drugs. In: Brill, H., Cole, J.O., Deniker, P., Hippius, H., Bradley, P.B. (Eds.), Neuro-Psycho-Pharmacology, Proceedings of the Fifth International Congress of the Collegium Internationale Neuro-Psycho-pharmacologicum, March 1966, Excerpta Medica Foundation, Amsterdam, pp. 321-329 (1967).

90) Van Tol, H.H.M., Bunzow, J.R., Guan, H.-C., Sunahara, R.K., Seeman, P., Niznik, H.B., Civelli, O.: Cloning of the gene for a human dopamine D_4 receptor with high affinity for the antipsychotic clozapine. Nature 350: 610-614 (1991).

91) Walsh, T., McClellan, J.M., McCarthy, S.E., *et al.*: Rare structural variants disrupt multiple genes in neurodevelopmental pathways in schizophrenia. www.scienceexpress.org/27 March Page 1/10.1126/science. (2008).

92) Willeit, M., Ginovart, N., Graff, A., Rusjan, P., Vitcu, I., Houle, S., Seeman, P., Wilson, A.A., Kapur, S.: First human evidence of d-amphetamine induced displacement of a $D_{2/3}$ agonist radioligand: A [^{11}C]-(+)-PHNO positron emission tomography study. Neuropsychopharmacology 33(2): 279-289 (2008).

93) Wong, D.F., Wagner, H.N. Jr., Tune, L.E., Dannals, R.F., Pearlson, G.D., Links, J.M., Tamminga, C.A., Broussolle, E.P., Ravert, H.T., Wilson, A.A., Toung, T., Malat, J., Williams, J.A., O'Tuama, L.A., Snyder, S.H., Kuhar, M.J., Gjedde, A.: Positron emission tomography reveals elevated D_2 dopamine receptors in drug-naive schizophrenics. Science 234: 1558-1563 (1986).

94) Wreggett, K.A., Seeman, P.: Agonist high- and low-affinity states of the D2 dopamine receptor in calf brain: partial conversion by guanine nucleotide. Mol. Pharmacol. 25: 10-17 (1984).

95) Yang, M.S., Morris, D.W., Donohoe, G., Kenny, E., O'Dushalaine, C.T., Schwaiger, S., Nangle, J.M., Clarke, S., Scully, P., Quinn, J., Meagher, D., Baldwin, P., Crumlish, N., O'Callaghan, E., Waddington, J.L., Gill, M., Corvin, A.: Chitinase-3-like 1 (CHI3L1) gene and schizophrenia: genetic association and a potential functional mechanism. Biol. Psychiatry 64(2):98-103 (2008).

96) Yasuno, F., Suhara, T., Okubo, Y., Sudo, Y., Inoue, M., Ichimiya, T., Takano, A., Nakayama, K., Halldin, C., Farde, L.: Low dopamine D_2 receptor binding in subregions of the thalamus in schizophrenia. Am J Psychiatry 161: 1016-1022 (2004).

97) Zhao, X., Tang, R., Gao, B., Shi, Y., Zhou, J., Guo, S., Zhang, J., Wang, Y., Tang, W., Meng, J., Li, S., Wang, H., Ma, G., Lin, C., Xiao, Y., Feng, G., Lin, Z., Zhu, S., Xing, Y., Sang, H., St. Clair, D., He, L.: Functional variants in the promoter region of Chitinase 3-like 1 (CHI3L1) and susceptibility to schizophrenia. Am. J. Hum. Genet. 80(1): 12-18 (2007)

98) Zhou, Q.Y., Grandy, D.K., Thambi, L., Kushner, J.A., Van Tol, H.H., Cone, R., Pribnow, D., Salon, J., Bunzow, J.R., Civelli, O.: Cloning and expression of human and rat D1 dopamine receptors. Nature 347: 76-80 (1990).

99) Zingales, I.A.: A gas chromatographic method for the determination of haloperidol in human plasma. J. Chromatogr. 54: 15-24 (1971).

200) Zysk, J., Knappenberger, K.S., Sygowski, L.A., et al.: No direct effects observed on dopamine D2 receptor binding or function by the mGluR2/3-selective agonists LY354,740 and LY 379,268. Soc. Neurosci. Abstr. No. 155.4 (2008).

索　引

著者

ニール・シーマンの略歴

フィリップ・シーマンの息子
1992年，クイーンズ大学卒業，英文学および政治学専攻
1995年，トロント大学法学部卒業，法務博士J.D.
1998年，ハーバード大学公衆衛生大学院卒業，公衆衛生修士M.P.H.
2006年〜現在，ライヤーソン大学保健サービス管理学部非常勤教授
2008年〜現在，トロント大学マッセイ校，保健戦略促進部門長
保健関係の論述を多数発表。

フィリップ・シーマンの略歴と受賞

略歴
1934年，カナダ・ウイニペグ生まれ
1960年，マギル大学医学部卒業，M.D.取得
1966年，ロックフェラー大学にて，Ph.D.の学位取得
1967年〜1970年，トロント大学薬理学教室助教授
1970年より，トロント大学薬理学教室教授，現在，名誉教授
1977年〜1987年，トロント大学薬理学教室主任
1997年より，アン・マックス・タネンバウム記念神経科学講座主任（The Anne and Max Tanenbaum Chair in Neuroscience）
ドーパミン受容体に関する論文を多数発表。

受賞など
1985年，カナダ王立協会会員（Fellow of the Royal Society of Canada）
1990年，リーバー賞（The Lieber Prize），統合失調症とうつ病研究のための合衆国全国同盟より
1991年，スタンレイ・ディーン賞（Stanley Dean Award），アメリカ精神科医協会より
1994年，プリ・ガリエン賞（The Prix Galien）
1995年，神経精神医学パサロウ基金賞（The Pasarow Foundation Award in Neuropsychiatry）
1996年，キラム賞（The Killam Memorial Prize in Medicine）
2002年，カナダ勲章受章（Order of Canada）

著者・訳者

渡辺 雅幸（わたなべ　まさゆき）

1948年生まれ
1972年，慶應義塾大学医学部卒業
同医学部精神神経科入局
1979年，医学博士学位取得
1982年—1985年，カナダ・トロント大学医学部薬理学教室に留学，フィリップ・シーマン教授のもとでドーパミン受容体の研究に従事
1986年，防衛医科大学校精神科講師
1995年，東京都精神医学総合研究所精神薬理研究部門室長
1999年，昭和大学附属烏山病院副院長・精神科助教授
2002年，昭和大学保健医療学部精神医学教授
主要著書：『こころの病に効く薬—脳と心をつなぐメカニズム入門』（星和書店，2004），『専門医がやさしく語るはじめての精神医学』（中山書店，2007）

抗精神病薬受容体の発見ものがたり

2011年8月22日　初版第1刷発行

著　者　ニール・シーマン，フィリップ・シーマン，渡辺雅幸
訳　者　渡 辺 雅 幸
発行者　石 澤 雄 司
発行所　㈱ 星 和 書 店
〒168-0074 東京都杉並区上高井戸1−2−5
電 話 03（3329）0031（営業部）／03（3329）0033（編集部）
FAX 03（5374）7186（営業部）／03（5374）7185（編集部）
http://www.seiwa-pb.co.jp

ISBN978-4-7911-0783-4